AF474228

TECHNIQUE

DU

MASSAGE

TECHNIQUE

DU

MASSAGE

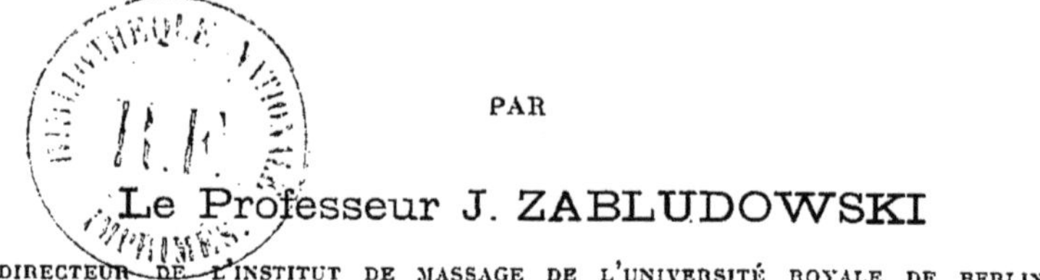

PAR

Le Professeur J. ZABLUDOWSKI

DIRECTEUR DE L'INSTITUT DE MASSAGE DE L'UNIVERSITÉ ROYALE DE BERLIN

TRADUIT SUR LA DEUXIÈME ÉDITION ALLEMANDE

PAR A. ZAGUELMANN

AVEC UN ATLAS DE 80 FIGURES

PARIS

G. STEINHEIL, ÉDITEUR

2, RUE CASIMIR-DELAVIGNE, 2

—

1904

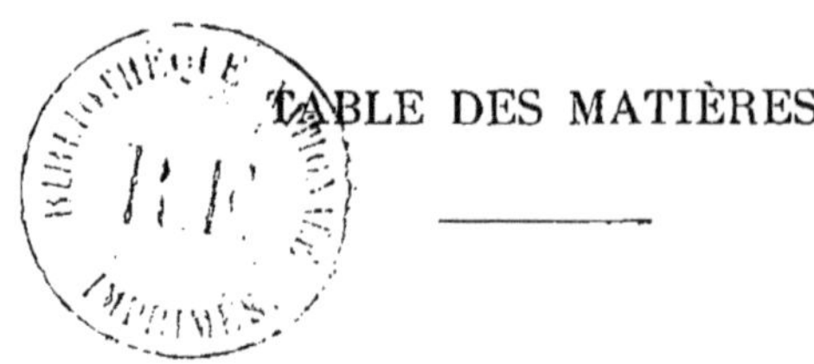

TABLE DES MATIÈRES

TABLE DES FIGURES

TECHNIQUE DU MASSAGE

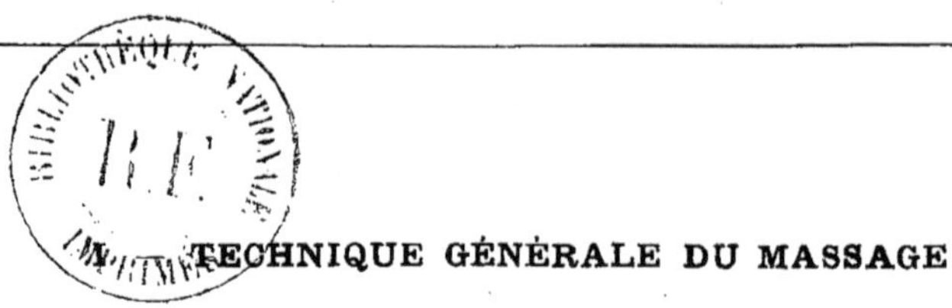

I. TECHNIQUE GÉNÉRALE DU MASSAGE

Définition. — Le *massage*, comme méthode thérapeutique en général, comprend tout un ensemble de manipulations que l'on exécute systématiquement sur le corps humain dans un but thérapeutique. Dans la majorité des cas, ces manipulations sont associées à des *exercices moteurs* vis-à-vis desquels le malade, suivant le stade de la maladie, se comporte d'une manière *active* ou *passive*. Aux manipulations et aux mouvements font souvent suite *les changements de position de la totalité du corps ou de certaines de ses parties*. Les *machines* remplacent parfois les mains.

Il serait à désirer que le mot massage, qui tire son origine du mot hébraïque *machech* = tâter ou, d'après certains auteurs, du mot arabe *mas*=pétrir, fût remplacé par une désignation plus compréhensive. Et en effet, dans la littérature spéciale récente, nous rencontrons à plusieurs reprises des tentatives semblables. Le traitement par le massage est désigné sous la dénomination de méthode thérapeutique mécanique, traitement médico-mécanique, kinésithérapie, traitement par les exercices, traitement par des exercices compensateurs, cure motrice, traitement par la mobilisation. Abstraction faite de l'automassage, rarement exécuté, on comprend sous la dénomination de massage, dans le *sens plus restreint* du mot, l'ensemble des manipulations exécutées dans un but thérapeutique et qui influencent les tissus du corps mécaniquement, en l'absence de toute impulsion volontaire du côté du malade.

Mais d'après le plan adopté pour cet ouvrage, nous n'avons pas à tenir compte des besoins du spécialiste, mais de ceux du praticien. Il s'agit ici, de présenter la *technique* du massage de façon à ce que les manipulations de massage puissent être exécutées, sans difficulté aucune, au lit du malade aussi bien que sur les malades non couchés. De la sorte nous préviendrons les péchés d'omission que l'on rencontre si souvent dans la pratique courante. Que de fois ne voyons-nous pas la technique compliquée du massage constituer une des raisons de l'emploi tardif ou du non-emploi de ce procédé thérapeutique dans des cas où il jouerait un rôle décisif dans le rétablissement des fonctions des organes !

Une seule et même manipulation permet déjà d'obtenir des effets variés, suivant la force employée et le rythme avec lequel elle est exécutée. Dans les cas où, par suite de raisons plutôt d'ordre psychologique, nous sommes obligé d'avoir recours à des manipulations plus variées, il suffit de s'en tenir à un petit nombre de manœuvres diversifiées, employées isolément ou combinées, pour imprimer un cachet caractéristique à ce procédé thérapeutique. On voit donc qu'à n'employer comme massage qu'une seule manipulation, telle que, par exemple, l'effleurage ou la vibration, on se priverait de gaieté de cœur d'un grand nombre de moyens thérapeutiques et l'on retournerait à l'état préhistorique de la massothérapie.

Or, une tendance semblable à se limiter à une seule manipulation se fait récemment jour dans le massage par effleurage, par pétrissage ou vibratoire que certains auteurs ont introduits comme des procédés thérapeutiques à part, indépendants. Cela n'est du reste que tomber d'un extrême dans l'autre. Trop longtemps on s'est tenu à une technique d'une complexité pédantesque, et les praticiens du massage, le plus souvent étrangers à la médecine, semblent avoir considéré comme leur but unique de s'en rendre maîtres.

Pour ce qui est des *détails* concernant l'emploi du massage dans l'ophtalmologie, l'otiatrie et la gynécologie, nous renvoyons aux ouvrages spéciaux sur ces maladies. Les sujets atteints des affections sus-énumérées s'adressent à des spécialistes : or, ceux-ci n'emploient point le massage comme un procédé thérapeutique à part, indépendant.

§ 1. — Groupes principaux des manipulations de massage dans le sens restreint du mot.

Les manipulations de massage, au sens strict du mot, doivent être rangées sous les trois chefs suivants :

A. Manipulations de secousse ;

B. Manipulations de friction ;

C. Manipulations combinées.

Nous pouvons nous représenter les *manipulations de secousse* comme des écrasements des parties du corps se succédant à divers intervalles. Dans ces manipulations, ce sont les couches *profondes* de la peau qui sont le plus influencées.

Nous pouvons nous représenter les *manipulations de friction* comme des mouvements serpentants, les doigts en travail exécutant une pression continue pendant toute la durée de la manipulation ; les doigts ou la main du médecin restent collés à la partie correspondante du corps. Dans ces manipulations, c'est la couche la plus *superficielle* de la peau qui subit une excitation plus accusée.

Dans les *manipulations combinées* les différentes manipulations sont exécutées *simultanément*, les deux mains accomplissant deux manipulations différentes ressortissant *à un seul et même groupe*, ou *à l'un et l'autre des groupes* sus-mentionnés. En plus de ces combinaisons, nous associons aux diverses manipulations des *mouvements actifs* aussi bien que *passifs ;* les mouvements sont ou bien intercalés dans le massage, ou bien ils accompagnent les séances de massage proprement dit.

A. — Manipulations de secousse.

Appartiennent aux manipulations de secousse :

1° Pressions intermittentes;

2° Tapotements :

a) avec le poing ;

b) avec les bouts des doigts ;

3° Claquements ;

4° Hachures ;

5° Ebranlements ;

6° Tiraillements ;

7° Secouements.

1. — Pressions intermittentes.

Les *pressions intermittentes* (1) consistent en des mouvements centripètes sautillants exécutés par une main le long du membre à masser. Selon que l'extrémité est appuyée ou ne l'est pas, les manipulations sont exécutées avec les deux mains ou seulement d'une main. Ainsi, par exemple, si le malade est couché sur une chaise longue et si les extrémités inférieures qui doivent faire l'objet du traitement sont appuyées, les mouvements sautillants seront exécutés avec les deux mains. Le malade est-il assis et tout le membre supérieur droit doit-il être soumis au traitement, la main droite du médecin servira alors d'appui : c'est avec elle que le médecin saisira la main droite du malade comme s'il voulait lui donner une poignée de main, et la tiendra ferme. La main gauche du médecin embrassera, comme avec une pince, le bras du malade entre le pouce et les quatre derniers doigts, et elle sera promenée de l'extrémité vers la racine du membre, en exécutant des sauts de un à deux centimètres de longueur. La main sera dirigée en haut

(1) Zabludowski, Zur Indikation und Technik der Massage, *Berliner klin. Wochenschrift*, 1887, n° 36.

tantôt par le bord radial, tantôt par le bord cubital. Dès qu'elle aura atteint la racine du membre, la main qui masse reviendra rapidement vers le point de départ sans exercer aucune pression.

Ces pressions intermittentes sont exercées sur le *membre supérieur* tantôt par la main droite, tantôt par la main gauche. Dans les cas où le massage est fait avec la main droite, c'est la main gauche qui sert d'appui. De la sorte c'est tantôt le bord radial, tantôt le bord cubital du membre qui est le plus soumis aux pressions ; nous tâchons toujours d'appuyer avec une portion aussi étendue que possible de la paume de la main, pour éviter au malade les pincements désagréables.

En raison de la variété des points d'application et de l'*intermittence* de la pression, cette manipulation peut être exécutée même dans les cas où l'hyperesthésie cutanée accusée s'oppose à tout attouchement tant soit peu énergique. C'est ce qui a lieu dans une des indications les plus habituelles du massage, à savoir, l'irritation inflammatoire après immobilisation.

L'alternance des mains après quelques passes, prévient leur fatigue rapide. La main du médecin, devenue raide par suite de la fatigue, est perçue par le malade comme une *main lourde*, tandis que la main facilement mobile est perçue par lui comme une *main légère*. On peut y arriver aussi en se tenant, pendant une partie de la séance, *en face* du malade assis, et *à côté* ou *derrière* lui dans une autre partie. Pour mieux dominer la position et pour que le malade ne puisse échapper facilement à la pression, celui-ci sera assis toutes les fois que l'on aura à masser les membres supérieurs. Le médecin resté debout, est plus haut que le malade assis : il travaille donc de haut en bas, avec une dépense moindre de force.

Dans bon nombre de cas cette manipulation à elle seule constitue la partie principale du massage : cela a lieu en cas d'œdèmes très étendus, d'atrophie musculaire par défaut d'action, de cicatrices douloureuses, etc.

Il faut aussi ranger parmi les pressions intermittentes la manipulation à laquelle nous avons recours, pour provoquer une irritation inflammatoire au siège de la fracture dans tous les cas où nous avons affaire à un *retard dans la formation du cal* ou à une *pseudarthrose*. Le membre, en deçà et au delà du siège de la fracture, est saisi avec force avec les paumes des deux mains. Celles-ci exécutent un mouvement comme si elles voulaient se rapprocher l'une de l'autre ; les bouts des fragments s'entrechoquent. Suit une pause, après laquelle la pression recommence. Les deux mains s'éloignent progressivement du siège de la fracture ; les pressions sont continuées dans le même sens, à cela près que l'endroit où la pression est pratiquée se déplace graduellement. On imprime de la sorte plusieurs secousses au foyer de la fracture ; les pressions sont toujours exécutées dans l'axe longitudinal du membre, et l'on évite soigneusement tout déplacement latéral des fragments. Nous pouvons renouveler l'irritation plusieurs fois par jour (*gutta cavat lapidem*) tout en maintenant la réaction dans des limites déterminées.

Les pressions intermittentes exercées en cas de *doigt à ressort* sont en tout semblables à celles que nous venons de décrire. On pratique à plusieurs reprises la distension de la jointure malade, on presse ensuite les surfaces articulaires l'une contre l'autre, en d'autres termes, on leur fait subir des pressions intermittentes.

Nous agissons de la même façon pour combattre le relâchement de l'articulation du genou, consécutif à un épanchement articulaire abondant.

Se rapportent aussi à ce groupe les pressions sur la *prostate* en cas de prostatorrhée, d'uréthrite postérieure chronique. La face palmaire de la phalangette de l'index introduit dans le rectum, exécute des mouvements de secousse dirigés du rectum vers la vessie.

2. — Tapotements.

a) **Tapotements avec le poing.** — Suivant que l'on a l'intention d'exercer une action plutôt profonde ou plutôt superficielle, les *tapotements* seront pratiqués avec le *poing* plus ou moins fermé. La fermeture plus ou moins accusée du poing s'obtient en rapprochant à une distance variable le bout du petit doigt de l'éminence hypothénar. Nous pouvons reculer ce bout jusqu'au milieu de la phalangette de l'annulaire, jusqu'à l'articulation phalangino-phalangettienne ou jusqu'au milieu de la phalangine de ce doigt. Plus grande est la distance séparant le bout du doigt de l'éminence hypothénar, plus grande est l'étendue du bord mou du métacarpe qui frappe. Le degré de fermeture du poing peut aisément se reconnaître à l'aide du son provoqué : plus le poing est fermé, plus le son est profond. D'autre part, le degré de fermeture restant invariable, il devient possible de varier la force du coup selon que le poignet est tenu raide ou mobile ; dans le dernier cas le poing exécute des mouvements oscillatoires autour de l'articulation carpo-métacarpienne, d'où coup plus superficiel.

Comme c'est le cas pour les pressions intermittentes, les tapotements correspondants sont bien tolérés, même si les tissus sont très irrités. Nous devons faire attention à ce que la partie à masser occupe une position telle que les muscles demeurent *relâchés* autant que possible, et ensuite à ce que les tapotements soient dirigés *verticalement*. Les coups frappés sous un angle aigu ou obtus provoquent le tiraillement de la peau. Tout en agissant dans la profondeur, on peut affaiblir la force du coup, dans tous les endroits à musculature très développée, en soulevant d'une main la portion correspondante du muscle. C'est ainsi que nous soulevons de la main gauche le muscle deltoïde.

Outre la direction verticale du coup, il faut faire encore attention à ce que les *points très sensibles* soient complètement épargnés ou ne soient frappés qu'avec le minimum de force. Les faces internes des cuisses et des bras se distinguent déjà à l'état normal par leur sensibilité exquise. Il faut surtout prendre soin d'épargner les saillies osseuses, à savoir aux membres inférieurs : malléoles, condyles, crêtes des tibias, rotules, grands trochanters, crêtes des os iliaques, épines iliaques antéro-supérieures et antéro-inférieures ; au tronc : apophyses épineuses des vertèbres chez les personnes maigres ; aux extrémités supérieures : épines des omoplates, clavicules, olécranes. La force à appliquer sera peu accusée là où la peau est très mince et le pannicule adipeux peu développé, surtout si la région est munie de vaisseaux et de nerfs superficiels, comme cela a lieu au creux poplité ou à la face antérieure de l'extrémité inférieure de l'avant-bras. Il en résulte que l'indication restant la même, les tapotements doivent être pratiqués d'une façon différente dès que l'on passe d'une région à une autre. Ainsi, lorsque le sciatique est douloureux depuis sa sortie à la hanche jusqu'au creux du jarret, les coups sont frappés avec le poing fermé dans la région fessière munie de couches musculaire et graisseuse épaisses, tandis qu'en se rapprochant de l'extrémité inférieure de la cuisse, le poing s'ouvre de plus en plus. Ces transitions sont pratiquées de manière à ce qu'il *n'y ait point d'interruption* dans la manipulation.

La force du coup et, partant, son action plus ou moins profonde dépend, entre autres choses, *du degré de mobilité du poignet*. Aussi au stade de décroissance de la sciatique frappons-nous à la cuisse non seulement avec le poing, mais aussi avec le poignet raidi. Le mouvement a lieu dans l'articulation du coude et, si le besoin de le renforcer se fait sentir, même dans l'articulation de l'épaule. Dans ce dernier cas chaque coup est plus énergique et plus persistant. Dans le mouvement se passant dans le poignet, les excursions de la main sont les moins étendues : la main fait ressort. Moins l'excursion est étendue, moins le poing s'éloigne de la partie à masser lorsqu'il est levé pour frapper ; de plus, les coups se succèdent plus rapidement.

Les tapotements sont pratiqués tantôt d'une main, tantôt avec les deux mains. Cela varie un peu le massage, pour le malade aussi bien que pour le médecin. Le malade le supporte alors mieux, et, de son côté, le médecin travaille avec moins d'effort ; et en effet, les manipulations de tapotements sont des moins fatigantes. C'est aussi pour ces raisons, à côté d'autres, que les tapotements sont intercalés entre les autres manipulations. On obtient de la sorte des pauses de repos, sans que pour cela le travail soit interrompu. Si la séance est de courte durée, on se sert exclusivement de la main droite, car alors le travail s'accomplit ordinairement avec plus d'adresse.

b) **Tapotements avec les bouts des doigts.** — Une sorte de *tapotements légers* sont pratiqués avec les bouts des quatre derniers doigts à demi fléchis d'une seule main. Nous y procédons toutes les fois que la peau est doublée de tissu cellulaire sous-cutané de peu d'épaisseur, qu'elle est fortement tendue et que nous voulons concentrer l'action du coup sur des endroits plus étroitement limités.

Nous avons recours à ces tapotements contre les points douloureux sur la voûte crânienne, aux trous d'émergence des nerfs. Ils sont constitués par des mouvements rapides faisant ressort, qui exercent non seulement une action locale, mais provoquent encore un léger ébranlement de toute la voûte du crâne. Quant au caractère de ces tapotements, il dépend de l'état raide ou mobile du poignet.

3. — Claquements.

Une sorte de tapotements à action *superficielle*, voilà ce que sont les *claquements*. A l'encontre de ce qui se fait dans les tapotements ordinaires, ils sont pratiqués non avec le bord du poing, mais avec la face dorsale ou palmaire de celui-ci ; ils se distinguent des tapotements en ce que la main n'est jamais fermée, qu'elle est absolument mobile au poignet et que le coup ne marque point.

Nous employons cette manipulation principalement lorsque nous voulons provoquer rapidement une excitation cutanée sur une surface assez étendue. Le claquement avec la *face palmaire* du poing exerce une action *plus profonde :* le coup est alors porté principalement avec les faces dorsales des phalangines des quatre derniers doigts. Le poing est-il *peu serré*, le coup est frappé par les faces dorsales des articulations phalangino-phalangettiennes des quatre derniers doigts, les éminences hypothénar et thénar, ainsi que par l'air comprimé au moment où la paume porte. Cette manipulation est bien indiquée à la région sacrée (coccygodynie). Grâce à l'excavation qui y existe, l'air est emprisonné entre la main et le sacrum. Les claquements avec la *face palmaire* peuvent être exécutés avec force, le coussin d'air amortissant la douleur ; aussi peut-on y avoir recours contre le lumbago. En revanche, les claquements avec la *face dorsale*, le dos du métacarpe, provoquent une irritation cutanée intense.

Dans les cas où l'on a affaire à des surfaces étendues, les claquements sont pratiqués non seulement avec le poing, mais encore avec la main tout entière, les doigts légèrement fléchis ; on y procède avec la face palmaire de la main aussi bien qu'avec la face dorsale. Le bord externe du pouce est, dans le premier cas, insinué sous le bord palmaire de l'index : grâce à cet artifice, il se forme, ici aussi, un coussin aérien au moment où est frappé le coup. Quant au deuxième cas, le coup est porté avec la face dorsale des quatre derniers doigts ou avec le dos de la main. Les dernières manipulations, à savoir les claquements avec la face dorsale du poing ou de la main tout entière, peuvent, en cas de collapsus, être pratiqués comme excitant et dérivatif au dos et aux faces latérales du thorax.

4. — Hachures.

Les *hachures* sont pratiquées avec les bords externes des petits doigts des deux mains en extension qui exécutent des mouvements dans des plans parallèles : l'une s'élevant quand l'autre est abaissée. Le poignet ne sera pas maintenu raide, sous peine de voir le coup devenir dur et, par suite, douloureux. Dès que le poignet est en relâchement, les doigts non plus ne sont ni raidis ni en extension prononcée. Les paumes des mains tournées l'une vers l'autre, sont distantes de un centimètre environ. Les petits doigts agissent comme des ressorts ; cela est dû à ce que chaque fois qu'une main est élevée, le petit doigt correspondant s'écarte de son voisin, l'annulaire, pour s'y appliquer en frappant de bas en haut lorsque la main est abaissée.

Cette manipulation est de pratique courante toutes les fois que l'on a l'intention de provoquer des réflexes, par exemple, en cas de travail cardiaque irrégulier, pour provoquer des réflexes des nerfs sensitifs du dos vers les pneumogastriques.

Nous avons déjà indiqué que les tapotements provoquent des *phénomènes sonores ;* il en est de même des hachures et des claquements ; ces phénomènes peuvent même servir de contrôle pour l'exécution régulière des manipulations. Ce sont ces manipulations qui sont le mieux appropriées pour des exercices sur des sujets sains servant de mannequins. S'exercer sur des malades, c'est leur causer trop de douleur, tandis que ayant appris les manipulations sur des personnes saines, on arrive bientôt à les exécuter pour ainsi dire automatiquement et, partant, avec dextérité. Pour ce qui est des bruits, il faut poser comme règle générale, pour des raisons faciles à comprendre, de ne pas pratiquer de manipulations trop bruyantes.

Les claquements servent souvent de cheval de bataille aux fraters et aux masseurs étrangers à la médecine. Les personnes qui pratiquent la gymnastique suédoise (et le massage en même temps) exécutent les hachures avec une fréquence et une énergie telles que le bruit causé par cette manipulation signale déjà de loin le local où le massage est pratiqué.

Les tapotements aussi bien que les claquements et les hachures sont caractérisés en premier lieu, au point de vue de la technique, par cela que les coups sont portés avec des portions plus ou moins étendues de la main.

5. — ÉBRANLEMENTS (VIBRATIONS).

Pour les *ébranlements*, nous distinguerons les cas où *la partie* à ébranler *est plus ou moins déplaçable* et ceux où *elle ne l'est pas.*

Si elle se déplace avec facilité, nous provoquons les ébranlements en saisissant avec quelques doigts la partie correspondante et en la *faisant aller et venir* à une allure rapide, dans le sens horizontal aussi bien que dans le sens vertical. C'est ainsi que nous saisissons le larynx entre le pouce d'un côté et l'index et le médius de l'autre, après quoi nous le déplaçons de droite à gauche et *vice versâ*, de même que de haut en bas et *vice versâ.* Nous avons souvent recours à cette manipulation dans l'aphonie hystérique.

Le déplacement est-il plus malaisé, la manipulation sera exécutée avec plusieurs doigts, la main tout entière ou les deux mains, suivant le volume de la région que nous avons à influencer. Dans la coprostase, nous appliquons, dans la région iliaque, les bouts des trois premiers doigts rapprochés sur l'S iliaque rempli de matières fécales et fixé en place ; en cas de reliquats de proctite, de périproctite ou d'appendicite, la face dorsale des phalanges des quatre derniers doigts, le poing étant lâchement serré, est appliquée sur la région hypogastrique droite ; en cas d'atonie stomacale ou intestinale, toute la paume de la main ou une partie seulement est appliquée sur l'abdomen ; en cas d'hypertrophie de la rate d'origine malarienne, la face palmaire des doigts ou du métacarpe est appliquée sur l'hypochondre gauche et sur l'hypochondre droit, sous le rebord costal droit, sur la vésicule biliaire, en cas de cholélithiase, etc.

Toutefois, même si nous nous proposons de provoquer des vibrations très intenses en un point bien limité, nous ne renforçons que *graduellement* la pression ; nous commençons, par exemple, par poser une main sur la région iliaque gauche, et ce n'est qu'après quelques vibrations exécutées que nous posons l'autre main sur celle qui oscille déjà. Ainsi l'*ébranlement* a lieu grâce à ce que le médecin imprime des vibrations à sa main ou à ses doigts, le poignet étant raide ; ces vibrations sont en tout comparables à ce qui a lieu quand on se balance sur une bascule où les vibrations de la planche suivent celles du corps qui est assis et *vice versâ.* La partie correspondante reçoit, pour ainsi dire, de petits coups réguliers. Ici, comme partout où l'on veut exercer une action énergique dans la profondeur, nous nous servons des deux mains qui se meuvent l'une à la rencontre de l'autre. C'est ainsi que la deuxième main qui est aussi en vibration, est posée sur la région lombaire vis-à-vis de la première occupant la région hypogastrique ; le renforcement de l'ébranlement de la région hypogastrique s'obtient en faisant agir, à tour de rôle, les mains et les doigts en extension et les faces dorsales des phalangines des mains le poing fermé. Pour mieux relâcher la paroi abdominale, cette manipulation est exécutée sur le malade debout appuyé avec les mains sur une table.

A-t-on affaire à une partie qu'il est absolument ou presque complètement impossible de déplacer, par exemple, à un nerf au point de sa sortie d'un trou osseux (tel que le nerf sus-orbitaire au trou sus-orbitaire), le médecin posera l'index seul ou avec le médius au point de sortie correspondant, et cela de la même façon que l'on pose les doigts sur un clavier ; ils sont légèrement fléchis, demeurent non tendus et sont mis en état de tremblement. Ces oscillations, appelées fréquemment vibrations, sont propagées au nerf par les doigts qui exercent une pression légère; pendant toute la durée de la manipulation, les doigts ne changent pas de place. Pour ne pas manquer le nerf, on se sert ordinairement des bouts de deux doigts, comme on le fait pour la palpation du pouls. Dans le cas où un segment étendu du nerf est situé superficiellement et logé dans une gouttière osseuse, comme le nerf cubital dans la gouttière épitrochléo-olécranienne, ou lorsqu'il est tout à fait libre, par exemple le tibial au creux poplité, on tâche de provoquer des modifications moléculaires dans les segments superficiels du nerf en promenant les doigts en vibration le long du segment du nerf. Comme l'on peut complètement négliger ici la direction du courant sanguin, les doigts seront déplacés aussi bien vers la racine du membre que vers l'extrémité.

Comparé à toutes les manipulations précédemment décrites, l'ébranlement se distingue par la délicatesse des mouvements ; aussi faut-il faire grande attention à la régularité dans la succession et l'amplitude des oscillations. Ici, comme pour les hachures, on a souvent attribué une importance *exagérée*, au point de vue thérapeutique, au peu de durée de chaque vibration prise isolément.

Les ébranlements sont pratiqués non seulement sur les parties directement accessibles à la main, comme les points des nerfs périphériques douloureux à la pression en cas de névralgie, mais aussi sur les cavités du corps peu accessibles à l'action directe du doigt. C'est ainsi que, pour provoquer l'ébranlement des muqueuses, par exemple de la pituitaire, nous introduisons dans la fosse nasale une sonde en argent très flexible et garnie de ouate à son extrémité ; en contractant les muscles du bras, nous amenons le tremblement de l'avant-bras qui tient la sonde, d'où propagation à la muqueuse des vibrations exécutées par le bout antérieur de la sonde. La sonde sera introduite avec la main droite ; le malade sera assis sur une chaise ordinaire dont le dos ne remonte pas jusqu'à la nuque. Le médecin se tient debout près du genou droit du malade, il soulève un peu du pouce gauche le bout du nez, tandis que les quatre derniers doigts reposent sur le front. La main droite tient comme une plume à écrire la sonde longue de 22 centimètres dont la lumière correspond au n° 6 ou 7 de la filière

Charrière. On fait avec la sonde l'attouchement systématique de tous les points des méats nasaux accessibles. La description que nous venons de donner peut servir de type pour toutes les autres manipulations à pratiqner sur les muqueuses à l'aide d'une sonde (arrière-gorge, larynx).

On réussit souvent à faire rétrograder de la sorte les processus inflammatoires de la muqueuse ou à faire disparaître les névroses réflexes qui ont pour point de départ la muqueuse pituitaire, telles que certaines formes de céphalée, de dyspnée. S'il s'agit de massage vibratoire endolaryngé, on donnera à l'extrémité antérieure de la sonde la courbure que présentent les instruments dont on se sert pour l'examen laryngé. Cela s'applique aussi à l'ébranlement pharyngé.

6. — Tiraillements.

Nous tiraillons les cordons normaux (nerfs) ou pathologiques (cicatrices), en agissant à l'instar du harpiste avec les cordes de la harpe : les cordons sont, pour ainsi dire, enlevés de la loge où ils reposent, d'où excitation sensitive ou distension.

Nous soumettons le plus souvent aux tiraillements les nerfs occipitaux et cervicaux, pour atténuer les phénomènes hystériques ou neurasthéniques, de même le nerf laryngé supérieur dans la gouttière hyo-thyroïdienne ; Nous tiraillons aussi le tissu cicatriciel de l'aisselle, en cas d'agglutination des cordons nerveux après évidement du creux axillaire (amputation de la mamelle pour tumeur maligne).

7. — Secouements.

Les secouements se pratiquent sur les membres supérieurs, sur un doigt isolé aussi bien que sur la totalité du membre.

Ayant saisi le doigt correspondant ou la main tout entière (le bras en relâchement pend le long du corps), nous exécutons des tractions se succédant rapidement. Chaque traction a pour conséquence l'extension de tout le membre.

Cette manipulation nous permettant d'activer rapidement la circulation sanguine, nous nous en servons souvent en cas de paralysies par compression de date récente.

Nous avons recours au secouement pour étendre le coude en flexion, sans causer de fortes douleurs.

Tout à fait comparables aux secouements sont les *projections* que nous exécutons sur l'abdomen. Ainsi lorsque nous avons affaire au *relâchement* de la paroi abdominale et à l'*atonie* du tractus gastro-intestinal, nous saisissons avec la main tout entière un pli, aussi étendu que possible, de la paroi abdominale y compris les portions sous-jacentes des voies digestives, et nous les déplaçons en projetant de droite à gauche et *vice versâ*.

Peuvent aussi être rangés parmi les manipulations appartenant à ce groupe :

a) Le *trayage*, qui est pratiqué sur les testicules. Les cordons spermatiques sont saisis à travers la peau, à savoir, le cordon droit avec les doigts de la main gauche et le cordon gauche avec ceux de la main droite ; on exécute des tractions sur chacun d'eux à tour de rôle. Les vaisseaux sanguins et lymphatiques se vident pour se remplir de nouvelles quantités de liquides. La manipulation a pour but le rétablissement de la lumière des canaux déférents, d'où disparition de l'impuissance à féconder.

b) La *torsion*, qui elle aussi est pratiquée sur les cordons spermatiques. Les bourses sont embrassées à la base avec la main gauche comme dans un anneau formé par le pouce et l'index. La main droite fait exécuter aux deux testicules deux à trois demi-tours de droite à gauche et, peu après, de gauche à droite.

c) Le *déplacement de la peau*. Les bouts des phalangettes des quatre derniers doigts légèrement fléchis de la main gauche sont posés sur la ligne bi-ischiatique. Ces quatre doigts déplacent alors la peau sous-jacente sur les parties profondes ; ce déplacement a lieu le long du raphé du périnée vers le bord inférieur de la symphyse pubienne, après quoi la peau est ramenée à sa position initiale. On exerce de la sorte, à travers la peau, une friction sur les parties profondes du périnée.

Ces manipulations constituent une partie essentielle du traitement de l'impuissance virile (1). On procède aussi au déplacement du cuir chevelu en cas de céphalée.

B. — Manipulations de friction.

Les manipulations de friction se divisent en :

1° Frictions ;

2° Pétrissage ;

3° Roulage musculaire ;

4° Rabotage ;

5° Pressions ;

6° Effleurage.

(1) ZABLUDOWSKI, Contribution au traitement des affections des testicules et de leurs annexes, *Annales des mal. des org. gén.-urin.* et *Revue internationale de thérapie physique*, 1903.

LE MÊME, Zur Therapie der Erkrankungen der Hoden und deren Adnexe, *Centralblatt für die Krankheiten der Harn-u. Sexualorgane*, Leipzig, Georg Thieme, éditeur, 1902-1903, XII. Heft.

1. — Frictions.

La *friction proprement dite*, appliquée sur des surfaces cutanées étendues, agit comme un rubéfiant immédiat. L'effet de cette manipulation est très manifeste au dos. Aussi y a-t-on recours souvent dans des cas où le danger est menaçant, tels que coma, bronchites diffuses, affaiblissement de l'énergie cardiaque : l'afflux rapide du sang à la peau et aux muscles a pour conséquence le dégorgement des viscères.

Des mouvements courts en zigzag sont exécutés avec les faces palmaires des phalangettes des quatre derniers doigts, des deux côtés de la ligne médiane du dos, de la nuque au sacrum. Les premiers traits sont pratiqués dans le voisinage de la ligne médiane, les traits suivants s'écartent de plus en plus vers les côtés. En cas de mouvements en zigzag, les traits dirigés transversalement se suivent plus rapidement que les traits longitudinaux. Plus l'angle que forment les doigts frictionnants avec la surface du dos est ouvert, plus énergique est l'effet de la manipulation ; cet angle peut atteindre 45°. Pour obtenir l'effet désiré, cette manipulation sera exécutée avec une allure rapide et avec grande dépense de forces, toujours dans une seule direction, c'est-à-dire du sacrum à la nuque ou de la nuque au sacrum ; on voit alors, déjà après quelques minutes, la peau rougir et sa température s'élever. Ces phénomènes objectifs sont accompagnés de sensations agréables : le malade se sent réchauffé et en train de ressusciter. Grâce aux mouvements en zigzag, on prévient la formation des furoncles, de l'acné pilaire, de l'eczéma que cette manipulation, plus qu'aucune autre, a de la tendance à faire apparaître. Chez les personnes plus velues qu'à la normale, les poils sont alors tiraillés ; si les mouvements rectilignes sont exécutés dans un sens opposé à la direction des poils, il peut arriver que la peau du dos soit couverte, après quelques jours, de nombreuses pustules d'acné comme après l'administration prolongée de préparations iodurées. Des pustules d'acné clairsemées ne contre-indiquent pas toutefois la continuation de la manipulation ; on peut les contourner facilement avec les doigts. Leur apparition nous rappelle seulement d'*être sur nos gardes*.

Les mouvements sont, dans ces cas, dirigés principalement *de la nuque vers le sacrum*, moins souvent dans le sens opposé. Un trait exécuté avec la face palmaire des doigts en extension, alterne avec un trait pratiqué avec la face dorsale des doigts fléchis. Le trait devient encore plus énergique lorsque nous procédons à la « manœuvre du peigne » : dans ce but, les mains, les poings fermés, sont appliquées l'une contre l'autre par les bords externes ; l'application intime des deux mains s'obtient par l'introduction du pouce de l'une dans la paume de l'autre. La friction est exécutée principalement avec les faces dorsales des premières articulations phalangiennes des quatre derniers doigts des deux mains. Suivant l'étendue de la partie du corps à traiter et l'intensité voulue de l'effet, la friction sera pratiquée, tantôt avec des parties des mains plus ou moins grandes, tantôt avec la main tout entière, tantôt avec la moitié seulement, tantôt même avec les phalanges.

Chez les diabétiques et les cardiaques non compensés, les frictions seront complètement suspendues dès que l'on a le moindre soupçon que des furoncles sont en voie de formation. La furonculose généralisée provoquée, chez les diabétiques, par les frictions, donne parfois naissance à des phénomènes septiques.

Chez les cardiaques avec œdème aux extrémités, les frictions sont souvent suivies de lésions cutanées qui ne cèdent que difficilement au traitement.

Les frictions sont, en second lieu, appliquées aux doigts pour remédier aux troubles circulatoires périphériques, par exemple, en cas d'engelures des anémiques. Le doigt est saisi entre les faces latérales du deuxième et du troisième doigts du médecin (les faces latérales regardent l'une vers l'autre) : ces doigts en flexion sont rapidement déplacés en avant et en arrière le long du doigt atteint. Les mouvements latéraux ont pour but de faire subir cette manipulation à toute la surface du doigt. La friction d'un membre supérieur en sa totalité a lieu, celui-ci occupant la même position de départ que dans les pressions intermittentes, à cela près que la main qui travaille part *d'un seul trait* de l'extrémité inférieure à l'extrémité supérieure.

2. — Pétrissage.

On pratique le *pétrissage* en soulevant de leur base de sustension la peau avec les muscles et les organes (autant qu'ils sont accessibles), ou les produits pathologiques sous-jacents, en les déplaçant dans divers sens et en les exprimant en même temps. La partie affectée est embrassée avec les deux mains de manière à mettre en contact les bords externes de celles-ci. La manipulation consiste en des mouvements transversaux des mains sur l'articulation, le membre, etc. en question, à savoir, tandis qu'une main se déplace de dehors en dedans, l'autre exécute un mouvement dans le sens opposé. Un repli cutané de la partie à traiter s'insinue entre les pouces et les index écartés des deux mains qui sont dirigés les uns vers les autres. La convexité de ce repli regarde tantôt en dehors, tantôt en dedans. Tout ce qui se trouve compris dans le repli cutané que les doigts saisissent à la manière d'une pince, est comprimé et exprimé. Plus on met d'insistance dans la manipulation, plus lente est l'allure du travail. L'intensité de l'effet de cette manipulation est en certaine relation avec les dimensions de la partie à traiter. En cas de surfaces peu étendues, chaque déplacement des mains entraîne presque la totalité de la surface correspondante. Ainsi, le genou et la main peuvent être embrassés presque tout entiers en une seule fois. Les pouces occupent un côté de l'extrémité, et les quatre derniers doigts, l'autre côté. Il en est tout autrement avec l'abdomen : en comparaison avec ce qui a lieu pour le genou, les mains ne peuvent en embrasser en une seule fois qu'une portion beaucoup moindre; aussi l'effet ne pouvant en intéresser qu'une seule partie, est moins énergique.

Nous ne nous bornons pas au pétrissage exécuté dans un seul sens. S'il s'agit de pétrir une articulation du genou dans le but de répartir sur une plus grande surface l'épanchement y contenu, nos mains après s'être déplacées à plusieurs reprises tout en restant parallèles, exécutent des mouvements semi-circulaires. On pratique une espèce de mouvement concentrique autour du centre de la partie, autour de la rotule dans le cas présent. Dans le pétrissage de l'abdomen où nous disposons de points d'application plus étendus et où il s'agit de déplacer, à travers une couche musculaire et adipeuse épaisse, le contenu gastro-intestinal sur de grandes surfaces, nous intercalons des mouvements spiroïdes. C'est l'ombilic qui sert alors de centre. Dans les mouvements semi-circulaires, les deux mains travaillent d'une manière identique, tandis que, en cas de mouvements spiroïdes, c'est principalement à la main droite, qui décrit autour de l'ombilic des cercles de plus en plus grands, qu'incombe le travail. La main gauche est d'abord intimement appliquée sur la main droite, les faces externes des pouces sont en contact, et la main gauche suit les mouvements de la main droite; mais après les premiers mouvements exécutés, la main gauche est de plus en plus repoussée sur la main droite, d'où renforcement de la pression de cette dernière avec laquelle la main gauche se meut dans la même direction.

Si nous avons à pétrir tout un membre, par exemple, en cas d'hémiplégie, le membre inférieur pour remédier aux troubles causés par défaut d'usage, nous travaillons avec les deux mains dans le sens transversal, mais en les déplaçant simultanément de bas en haut. Nous laissons les mains tantôt en contact intime, tantôt à une certaine distance l'une de l'autre. Nous commençons par les pointes des pieds pour nous arrêter à la hanche. Comme cela a lieu pour les autres manipulations, le retour à vide est exécuté d'un seul trait par les deux mains, ou bien ces dernières reculent graduellement par largeur d'un travers de doigt : les mains descendent de trois travers de doigt environ et ne remontent que de deux. Le pétrissage dans le sens transversal ne subit point d'interruption, le mouvement en bas étant exécuté de manière à ce qu'une main glisse légèrement sur la peau, tandis que l'autre continue à travailler dans le sens transversal.

Si l'on a affaire à des *surfaces peu étendues*, il vaut mieux pratiquer le pétrissage avec le pouce et l'index seuls ; c'est le *pétrissage bidigital*. Cette manipulation est souvent employée aux éminences thénar et hypothénar (affections dans les domaines des nerfs radial et cubital) ou à l'articulation carpo-métacarpienne ou le cou-de-pied (reliquats après luxations). La manipulation est exécutée de la même manière qu'avec les mains tout entières, à cela près que les trois derniers doigts des deux mains, rétractés vers les paumes des mains, touchent à peine la partie à traiter. Le massage bidigital est pratiqué aussi bien d'un seul côté de l'articulation que des deux côtés. Dans le premier cas, on peut s'attaquer à un seul et même point soit avec une main, soit avec les deux. Si l'on se propose de pétrir simultanément les deux côtés de l'articulation, une main s'attaque à un côté et la seconde à l'autre côté. La manœuvre est exécutée de manière que l'extrémité supérieure de l'éminence thénar est saisie entre le pouce et l'index d'une main, tandis que l'éminence hypothénar l'est entre le pouce et l'index de l'autre main. Le pétrissage bidigital convient davantage lorsqu'il est pratiqué dans le sens longitudinal du membre que transversalement.

Dans le massage de beauté de la face, une main maintient la tête, tandis que les pulpes des doigts de l'autre main exécutent des mouvements de pétrissage dans le sens transversal, du bout du nez vers sa racine.

Si la peau est hyperesthésiée et, en général, si l'on a affaire à des affections *douloureuses*, on tâchera d'éviter, au cours des manipulations, toute *secousse* du membre. Nous y arrivons avec le massage bidigital, en pétrissant, par exemple, l'éminence thénar avec une seule main, tandis que l'autre main presse fortement l'éminence hypothénar contre la chaise à vis. Le massage bimanuel assure moins bien le repos complet de la main ; mais, à n'en pas douter, elle est mieux fixée lorsque le pétrissage bimanuel est pratiqué sur un seul et même point, par exemple l'éminence thénar, que si une main pétrit celle-ci et l'autre, l'éminence hypothénar.

Outre l'absence de secousse de la partie à traiter, il faut encore, au cours du pétrissage, faire attention à ne pas comprimer les endroits qui demandent à être ménagés. On y arrive lorsque, en s'approchant de ces points, on rapproche l'un vers l'autre les bouts du pouce d'une part, de l'index d'autre part, et que l'on soulève en ces endroits à ménager un repli cutané entre le pouce et l'index (en cas de pétrissage bidigital) ou entre le pouce et la paume de la main (en cas de pétrissage avec la main tout entière). En d'autres termes, le pétrissage n'y est exécuté qu'avec les bouts des doigts et l'on ne pince que le pourtour de l'endroit à ménager. De la sorte il devient possible d'avoir recours au pétrissage même dans les cas où, par suite de phlébectasies, d'ecchymoses et de thromboses notables, surtout de traumatismes violents, cette manipulation semblerait être absolument contre-indiquée.

3. — Roulage des muscles.

Nous nous servons du *roulage des muscles* chez les personnes très obèses quand nous voulons provoquer des échanges nutritifs énergiques en des points déterminés. Cette manipulation convient surtout pour le massage des bras chez les femmes obèses. Les mains sont appliquées à plat sur les deux côtés opposés du membre : on y exerce des compressions et, en même temps, on les déplace en avant et en arrière.

4. — Rabotage.

Nous nous servons du *rabotage musculaire* toutes les fois que, dans le but de stimuler énergiquement les échanges nutritifs, nous faisons des séances prolongées et, par suite, avons recours à plusieurs manipulations employées alternativement. La position de départ est identique à celle employée pour le pétrissage simple ; toutefois les mouvements simultanés des mains n'ont lieu que dans le sens longitudinal de la partie du corps à masser. Les deux mains ayant saisi une partie de la périphérie du dos ou du membre inférieur, exécutent des oscillations comme si l'on voulait raboter une planche. Après avoir fait quelques oscillations sur place, on remonte graduellement soit de la jambe à la cuisse, soit du sacrum à la nuque. Quant au retour au point de départ, il s'effectue, ou bien *à vide*, comme pour le pétrissage, ou bien l'on intercale de *courts mouvements de recul*.

5. — Pressions.

Nous nous servons des *pressions* pour exercer une action limitée sur des tissus profonds, et cela à travers d'autres tissus superficiels. Les pressions ont principalement pour but d'exercer une influence directe ou réflexe sur les nerfs. Pour développer plus de force, nous manœuvrons avec les bouts des pouces des deux mains ; les deux pouces, en contact l'un avec l'autre sous un angle plus ou moins ouvert, pénètrent pour ainsi dire dans le tissu et se meuvent d'arrière en avant dans une direction déterminée, par exemple le long du trajet du sciatique à la cuisse (action directe contre les affections du sciatique). Chacun des deux pouces presse de la même façon sur deux endroits symétriques du corps, par exemple, pressions exercées sur les rameaux postérieurs des nerfs spinaux, des deux côtés des apophyses épineuses, du sacrum à la nuque (phénomènes spinaux de la neurasthénie) ou pressions sur les nerfs intercostaux dans leur trajet à travers les espaces intercostaux, à partir de la colonne vertébrale, entre deux côtes, jusqu'à la ligne axillaire (excitation des nerfs sensitifs pour influencer le cœur (1)

(1) Zabludowski, Massage bei chronischen Herzkrankheiten, *Berliner klin. Wochenschrift*, 1896, n° 20.

et les organes génitaux). La pression le long des apophyses épineuses provoque une sensation spéciale dans toute l'étendue de la colonne vertébrale ; quelques malades la qualifient de « courant magnétique », et nous pouvons bien lui reconnaître un rôle dans la genèse d'une *auto-suggestion* favorable.

Quant aux quatre derniers doigts, leur situation, au cours des pressions exercées par les pouces, diffère d'un cas à l'autre : tantôt ils sont légèrement rétractés vers la paume de la main de façon à toucher à peine la peau (dans ce cas, c'est principalement le bout du pouce qui exerce la pression ; d'où réduction au minimum de la surface de pression), tantôt ils sont plus tendus et, lorsqu'il s'agit d'un membre, ils l'embrassent des deux côtés de la ligne de pression. Dans ce cas, les pouces exercent une pression sur la peau sous un angle plus petit ; la pression est donc pratiquée non seulement par les bouts, mais aussi par la majeure partie de la pulpe des phalangettes. L'irritation de la peau est alors moins accusée, d'une part parce que la pression est exercée par une surface moins pointue et, d'autre part parce que les pouces ont plus de peine à s'enfoncer dans la peau et qu'ils peuvent soulever des replis cutanés volumineux ; en effet, les doigts qui embrassent le membre s'opposent à tout déplacement étendu de la peau.

Les pressions constituant une manipulation d'une force de pénétration considérable, il importe au plus haut degré de prendre en considération *l'état local des parties*. Plus sont minces la peau et la couche musculaire à travers lesquelles nous avons à exercer notre action, moins énergique sera la force déployée par nous. Aussi la pression ne reste-t-elle pas égale à elle-même dans le cours d'un seul trait ; par exemple, dans la sciatique, la pression est de beaucoup moins énergique dans la moitié inférieure de la cuisse, près du creux du jarret, que dans la moitié supérieure où le nerf est protégé par les muscles fessiers épais.

La force déployée dans la pression sera aussi variable suivant la *phase de la manipulation*. On fera attention aux *phases initiale et terminale* de la manipulation ; l'intensité de la pression n'augmentera et ne diminuera qu'avec lenteur. Grâce à l'accroissement lent de la pression, il y a, pour ainsi dire, accoutumance. Une pause brusque survenue au milieu d'une manipulation énergique, provoque chez le malade une sensation désagréable. Il en est de même si l'on *commence* ou si l'on *cesse*, sans transition aucune, *en un endroit douloureux*. Aussi commençons-nous les pressions à quelques travers de doigt en deçà d'un endroit très sensible, et nous le dépassons de quelques travers de doigt, et cela en un seul trait ininterrompu. Dans les cas où nous avons affaire à une hyperesthésie cutanée exquise, nous provoquons l'accoutumance en pressant tout d'abord la partie supérieure du membre. Nous pouvons aussi tenir compte de tous les desiderata sus-mentionnés en pratiquant, le cas échéant, les pressions avec un seul pouce.

Le *pointillé* est constitué par des pressions alternatives des bouts des pouces. On y a recours toutes les fois que la pression doit être concentrée spécialement sur un point déterminé, par exemple, pour l'écrasement de petits kystes (ganglions aux articulations carpo-métacarpiennes et phalangiennes). Nous exécutons de semblables pressions alternatives sur les faces dorsales des petites articulations, par exemple aux doigts, pour obtenir avec plus de facilité l'extension, quand nous avons à combattre une contracture.

6. — Effleurage.

L'*effleurage* est l'opposé de la pression ; en effet il est indiqué pour les parties superficielles. La main et les doigts, en décrivant de grands traits, glissent lentement sur la surface cutanée en épousant intimement les contours des parties correspondantes du corps.

Suivant la direction dans laquelle se meut la main, les traits peuvent être divisés en : 1° rectilignes, quand le trait prend une direction droite ; 2° zigzagoïdes, lorsque le mouvement a lieu simultanément dans les directions longitudinale et transversale ; 3° spiroïdes, lorsque la main en passant d'une extrémité du membre à l'autre, décrit des lignes arciformes dont les arcs comprennent 1/2 ou 3/4 d'un cercle ; 4° concentriques ou excentriques, suivant que la main qui manœuvre partant d'un point comme d'un centre, décrit des cercles de plus en plus grands jusqu'au delà de la limite de la partie malade ou que en partant, au contraire, de la périphérie et en se rapprochant du centre, elle décrit des cercles de plus en plus petits. De même que pour les autres manipulations du même groupe, nous nous abstenons souvent de pratiquer des traits rectilignes. La peau tendre très velue ne supporte pas toujours même des effleurages lorsque ceux-ci sont dirigés à rebrousse-poils.

La force déployée pour les pressions égale souvent celle dont le médecin peut disposer ; au contraire, dans les effleurages, souvent la force dépensée ne dépasse point le poids de la main qui masse.

La force à déployer dépend, d'une part, de l'étendue de la portion de la main avec laquelle nous travaillons et, d'autre part, de ce que nous massons avec la face palmaire ou — ce qui a lieu quelquefois — avec la face dorsale. La force *maxima* est déployée, dans le massage de la face, lorsque l'on effleure avec les deux pouces ; les deux doigts massent des endroits symétriques en suivant le trajet des sillons du visage. Nous déployons moins de force en pratiquant, avec le pouce et l'index, des effleurages dans l'axe longitudinal du membre ; autant que faire se peut, les deux doigts écartés embrassent le membre, tandis que les autres doigts sont éloignés de la surface cutanée sous un angle plus ou moins ouvert ; les mouvements de la main ont lieu de bas en haut, vers la racine (œdème des membres).

Le *minimum* de force est dépensé pour les effleurages qui terminent, presqu'à chaque séance, toutes les autres manipulations ; les effleurages s'affaiblissent de plus en plus avec chaque trait, et de la sorte ils servent de transition entre les manipulations énergiques et le repos. Au lieu de causer une irritation, ils atténuent celle qui existe. Des effleurages semblables sont pratiqués avec la totalité de la main sur des surfaces étendues, bien au delà du champ d'action antérieur. On travaille parfois alternativement avec la paume et le dos de la main : après avoir décrit un trait avec la face palmaire, la main retourne à vide au point de départ pour se mouvoir de nouveau en avant, la face dorsale dirigée en bas. Le trait décrit par le dos de la main intéressant une surface cutanée plus limitée, exerce par cela même un effet plus énergique.

L'effleurage forme une partie constituante du massage à friction, la manipulation principale du groupe qui va suivre.

Comme c'est le cas pour le groupe précédent, toutes les manipulations de ce groupe sont pratiquées avec une portion plus ou moins étendue de la main.

C. — Manipulations combinées.

Les *manipulations combinées* se répartissent en :

1° Massage à friction ;

2° Manipulations empruntées à divers groupes ;

3° Intercalation des mouvements parmi les manipulations de massage proprement dit.

1. — Massage a friction.

Le massage à friction consiste en ce qu'une main exécute des mouvements de pétrissage dans le sens transversal, tandis que l'autre pratique des effleurages dans le sens longitudinal. La main qui pétrit travaille sur place, tandis que la main qui effleure décrit des traits étendus. C'est ainsi que, pour le traitement des articulations (entorses, névroses), la main droite qui pétrit reste sur l'articulation atteinte, tandis que la main qui effleure, glisse, dans l'axe longitudinal du membre, de l'articulation malade vers l'articulation voisine saine (en cas d'entorse de la main, effleurage se dirigeant de l'articulation carpo-métacarpienne vers le coude). D'autres fois les deux mains restent l'une près de l'autre : la main qui pétrit fuit l'autre qui effleure, le long de la majeure partie du membre (tendovaginite crépitante, œdème étendu) ; la main qui pétrit exécute des mouvements aussi bien dans le sens transversal que d'arrière en avant.

Grâce à la combinaison des deux manœuvres, il y a, jusqu'à un certain degré, sommation de leurs effets, d'où indications de beaucoup plus nombreuses. Le pétrissage sur un endroit limité mobilise les infiltrats et les exsudats, et les effleurages exécutés simultanément avec l'autre main repoussent vers la racine une grande partie des produits pathologiques. Le déplacement de la main pétrissante a pour effet le transport, par les lymphatiques et les veines, du liquide interstitiel, de la lymphe et du sang : on arrive ainsi à un lavage plus parfait. Le nombre des indications de cette manipulation est encore accru grâce à ce qu'elle est bien supportée même dans les cas où, par suite d'une hyperesthésie cutanée excessive, toutes les autres manipulations ne sont point tolérées. L'effleurage atténue l'irritation produite par le pétrissage. D'autre part, cette manipulation est encore préférable à d'autres, à ne considérer que l'intérêt du médecin. Grâce à ce que les deux mains se complètent mutuellement, la fatigue est plus lente à survenir.

Que la main qui effleure, restée près de la main qui pétrit, glisse avec cette dernière le long de tout le membre, ou qu'elle se sépare de la main qui pétrit pour passer légèrement d'une articulation à une autre, dans les deux cas elle manœuvre plus lentement que la main qui pétrit. Dans le même laps de temps, celle-ci exécute sur place *plusieurs* mouvements transversaux, tandis que l'autre ne décrit qu'un seul trait longitudinal ; ou encore la main qui pétrit accomplit simultanément des mouvements longitudinaux et transversaux, tandis que la main qui effleure exécute un mouvement s'avançant lentement dans le sens longitudinal. La main qui effleure bat, pour ainsi dire, la mesure pour la main qui pétrit.

Dans le massage à friction, nous suivons la règle générale de pratiquer le pétrissage avec la main *droite*. Le pétrissage constituant une manipulation qui exige plus de force musculaire, s'accomplit plus facilement avec la main droite qui est habituée à des travaux pénibles. Suivant la position de la partie à masser, c'est pour le pétrissage ou l'effleurage qu'est employée la main la plus proche.

2. — Manipulations empruntées a divers groupes.

Nous nous servons souvent *du pétrissage ou du massage à friction combiné aux tapotements, aux secouements ou aux pressions intermittentes.*

1° Nous travaillons souvent avec une seule main. Dans la combinaison tapotement-pétrissage, la manœuvre est exécutée à 4/4 : les trois premiers quarts de chaque mesure sont pris par le pétrissage et le dernier quart, par le tapotement. Dans la combinaison pressions intermittentes-pétrissage, les deux manipulations alternent à des intervalles égaux : 3 à 4 mouvements de pétrissage, 3 à 4 pressions. La facilité relative avec laquelle la mesure et le rythme peuvent être gardés dans cette combinaison, la rend extrêmement précieuse dans le traitement des personnes nerveuses qui se surexcitent facilement. La régularité imperturbable avec laquelle s'accomplit, pendant toute la séance, le travail du médecin, se transmet, pour ainsi dire, au malade : il ne tarde pas à s'apaiser. Cette combinaison est non moins précieuse en ce qu'elle *facilite le travail du médecin*. Les tapotements ou les pressions dont l'exécution demande peu d'effort, constituent des pauses de repos au cours du travail. Ces intercalations rendent possible la pratique des longues séances ininterrompues de massage. Sous ce rapport, ce sont surtout les pressions intermittentes qui rendent des services signalés : si on les exécute avec la force voulue, on est à même d'y avoir recours, sans entrave aucune, même en cas de douleur violente.

2° *Massage bimanuel*. Tandis qu'une main effleure ou pétrit, l'autre tapote. Les mouvements sont exécutés sans mesure aucune, à des intervalles égaux. Les mains *demeurent* sur place *l'une près de l'autre*, ou *tout en restant l'une près de l'autre*, elles se déplacent en avant le long du membre, ou enfin les mains sont complètement *éloignées l'une de l'autre*. Dans ce dernier cas, les manipulations des deux mains sont exécutées avec le même rythme ou avec des rythmes différents. Dans la combinaison tapotement-pétrissage, celui-ci est ordinairement exécuté avec une allure deux fois plus accélérée que celui-là ; en d'autres termes, deux mouvements de pétrissage d'une main sont accomplis dans le même laps de temps qu'un seul tapotement. Nous avons souvent recours à la combinaison tapotement-massage à friction : un tapotement correspond alors à trois mouvements de pétrissage.

Des combinaisons semblables rendent des services dans la neurasthénie sexuelle. C'est ainsi que nous combinons également fort à propos les tiraillements, à la nuque, du nerf occipital avec des tapotements dans la région sacrée. Nous combinons encore les mêmes tiraillements avec des secousses à l'anus ; celles-ci, en opposition avec les tapotements, sont pratiquées à une allure plus vive (sans mesure, 300 oscillations environ par minute) que les autres manipulations. Nous emprisonnons alors, pour ainsi dire, toute la colonne vertébrale entre nos mains (1). Nous combinons de la même façon les pressions et le pétrissage. Nous exerçons, par exemple, des pressions intermittentes sur la prostate et nous pétrissons en même temps, avec l'autre main, dans la région vésicale, au-dessus de la symphyse.

La contre-excitation provoquée, par les manipulations simultanées, aux

(1) Zabludowski, Zur Therapie der Impotentia virilis, *Zeitschrift für diätetische und physikalische Therapie*, Bd. III, Heft. VII.

Le même, Contribution au traitement de l'impuissance virile, *Ann. des mal. des org. gén.-urin.*, 1899.

endroits sains éloignés, exerce une action inhibitoire sur les contractions et les tensions existant à l'endroit atteint (1).

On arrive assez souvent à vaincre une contracture des muscles du genou à l'aide du pétrissage, la main gauche pratiquant en même temps des tapotements énergiques sur la colonne vertébrale. (On aura soin de tenir le malade couché sur le ventre.)

Le pétrissage exécuté avec une seule main abaissant le tonus des muscles contracturés, l'abdomen tout entier devient mou, d'où possibilité pour l'autre main de faire pénétrer des oscillations dans la profondeur et d'ébranler les viscères abdominaux (rate, canal cholédoque). Nous combinons dans le même but les projections avec le pétrissage : trois mouvements de pétrissage pour une projection de la totalité de la paroi abdominale antérieure.

3. — Intercalation des mouvements parmi les manipulations de massage dans le sens restreint du mot.

D'une main nous pétrissons, effleurons ou tapotons l'articulation raide elle-même ou son voisinage immédiat, et avec l'autre main nous exécutons un mouvement *passif* inattendu ; de la sorte nous la libérons souvent de toutes les adhérences qui l'emprisonnent. Cette combinaison nous permet de pratiquer sans narcose des mouvements passifs qui sont déjà du domaine du brisement forcé. On prendra seulement garde d'exécuter les mouvements dans la direction assignée par la *structure anatomique de l'articulation donnée ;* ainsi, on poussera l'extension de l'articulation du coude tout au plus jusqu'à la ligne droite, sinon l'on s'expose au danger de casser l'olécrane.

Grâce au détournement de l'attention résultant des manipulations de massage proprement dit, les muscles entourant l'articulation raide ne sont contractés ni volontairement, ni d'une manière réflexe ; aussi le mouvement passif inattendu intercalé ne cause-t-il dans l'articulation non contractée qu'une douleur de courte durée. Dans plusieurs cas une intercalation semblable réussit aisément, surtout si elle a un point de départ tout à fait *inattendu*. C'est ainsi qu'en pétrissant avec les mains le cou-de-pied, nous pouvons, en faisant pencher à plusieurs reprises notre corps en avant, imprimer par la paroi antérieure de l'abdomen quelques secousses à la pointe du pied du malade et obtenir de la sorte la flexion du pied sur la jambe. De même aussi, en déplaçant rapidement notre cuisse sur laquelle repose, pendant le massage du genou, la jambe du malade, nous pouvons produire la flexion forcée du genou. La pesanteur de la jambe qui glisse en bas, suffit parfois à elle seule pour rompre des adhérences récentes dans l'articulation du genou. Tant que la manipulation est pratiquée d'une manière inattendue pour le malade, le mouvement passif du genou est

(1) Zabludowski, Zur Massagetherapie, *Berliner klin. Wochenschrift*, 1886, n° 26 et suiv.

obtenu sans difficulté aucune ; mais les extenseurs de la cuisse ne tardent pas à entrer d'une manière réflexe en action pour s'opposer à la flexion douloureuse. La concentration des idées sur un point éloigné, provoquée par des manipulations énergiques qui s'y accomplissent, détourne l'attention des endroits plus sensibles, ainsi que des manipulations qui autrement causeraient des douleurs.

Nous avons dénommé *interférence des excitations* les phénomènes d'inhibition résultant des manipulations de massage irritantes. Il s'agit d'une interférence nerveuse. Ainsi, par exemple, dans le massage de la prostate, des tapotements intenses à la surface des cuisses, dont la sensibilité normale est assez accusée, nous permettent de vaincre sans autre procédé spécial la contracture du sphincter anal et de détourner l'attention du malade des sensations désagréables provoquées par ce procédé.

Appartiennent aussi aux intercalations l'élévation brusque de la jambe au-dessus de l'horizontale et sa chute grâce à sa propre pesanteur. Cette manœuvre étant répétée plusieurs fois, la main qui pétrit les extenseurs peut sentir la contraction de ces muscles : la jambe cesse de tomber de tout son poids, les extenseurs entrent en action. S'il s'agit des membres supérieurs (paralysies par compression), nous relevons le bras et nous le laissons tomber brusquement, au cours du pétrissage de l'épaule ; cette manœuvre ayant été répétée à plusieurs reprises, la chute purement passive n'a plus lieu. La suggestion verbale exprimée par l'ordre : « retenez le bras ! » commence alors à manifester son action : la main qui masse, sent la contraction musculaire qui survient maintenant au mot d'ordre donné.

Les mouvements passifs que nous intercalons entre les manipulations de massage proprement dit, se montrent surtout précieux dans le traitement des hémiplégiques (Comp.-Geigel, Zur Verhütung der secundaeren Kontrakturen bei Hemiplegie, *Die Aerztliche Praxis*, 1900, n° 8). A plusieurs reprises nous avons soumis au massage des hémiplégiques, quelques semaines seulement après l'attaque apoplectique : jamais nous n'avons observé de rechute, une fois les précautions générales bien prises.

Pendant que nous pétrissons ou effleurons d'une main, nous excitons le malade à exécuter des *mouvements actifs* ou *avec résistance*. Nous pétrissons avec la main gauche l'épaule droite (hémiplégie à la suite d'une attaque d'apoplexie), nous saisissons la main du malade avec la main droite comme pour lui donner une poignée de main, et nous lui ordonnons de faire un mouvement simple, par exemple de l'élever ou de l'abaisser. Nous donnons au mouvement toute liberté de se développer sans obstacle, c'est-à-dire, dès que nous apercevons que le malade exécute le moindre mouvement actif, nous suspendons la résistance minime que nous exercions en maintenant la main Nous lui faisons faire aussi des mouvements de projection, d'où *mou-*

vements passifs secondaires dans les articulations et parfois même dans les articulations parésiées ; c'est ainsi, par exemple, que, à la faveur des mouvements énergiques dans les articulations de l'épaule et du coude, des mouvements passifs se passent dans l'articulation carpo-métacarpienne (1). Les mouvements passifs frayent la voie aux mouvements actifs. On réussit souvent à provoquer le froncement actif de la peau du front (en cas de parésie faciale), si nous l'avons plissée préalablement à plusieurs reprises. Il en est tout autrement en cas de mobilité entravée par la raideur articulaire : les mouvements passifs provoquent alors des douleurs assez intenses.

Les mouvements forcés sont exécutés de beaucoup plus facilement toutes les fois que nous avons préalablement fait faire toute une série de mouvements actifs, quelque minimes qu'ils aient été. Les mouvements actifs suivis de mouvements avec résistance, aplanissent à leur tour le chemin aux mouvements passifs. Dès que le malade aura appris à réagir sur un mot d'ordre (même si cela consiste seulement à scander le mouvement), nous provoquons les mouvements actifs ultérieurs à l'aide d'un signe imperceptible, par exemple, pour revenir à notre premier cas, en imprimant par notre main un léger déplacement de la main du malade, après quoi nous lâchons sa main et nous montrons au malade le mouvement à faire en l'exécutant devant lui à une certaine distance. Nous répétons imperturbablement chaque mouvement autant de fois que cela est nécessaire, et nous ne sommes nullement troublé que des jours et des jours passent sans que nous ayons constaté aucun progrès perceptible. Nous ne jetons pas le manche après la cognée si l'état reste stationnaire pendant un certain temps. Les résultats d'une persévérance semblable sautent le plus aux yeux chez les petits enfants (raideurs ou paralysies dans la maladie de Little et la paralysie infantile). Les enfants qui ne peuvent se tenir debout, nous les relevons autant de fois qu'il le faut, et nous les soutenons : nous ne tardons pas à nous apercevoir que quand nous retirons la main qui les soutient, ils ne tombent plus comme un objet inanimé. Et cela s'obtient souvent dans des cas où il y a perte irréparable de certains muscles et nerfs.

Pour *dresser* le malade, nous nous servons de toutes les ressources qui sont à notre disposition ; nous nous adressons à *l'oreille* par le mot d'ordre donné, au *tact* par le tiraillement ou la poussée donné dans la direction du mouvement, à *l'œil* à l'aide des signes exécutés par la main et indiquant le début du mouvement. Grâce à l'action simultanée exercée sur *plusieurs* organes des sens, nous obtenons diverses ondes d'excitation auxquelles les

(1) Zabludowski, Le traitement des paralysies par compression à l'aide du massage, *Vratch* (en russe), Saint-Pétersbourg, 1886, n° 39.

Le même, Ein Fall von *Friedreich'scher* Ataxie, Behandlung durch Massage, *Berliner klin. Wochenschrift*, 1896, n° 34.

volitions et les images motrices provoquées par le mot d'ordre frayent la voie dans un sens déterminé. Ces volitions centrifuges répétées finissent par renverser petit à petit les obstacles qui se dressent sur les voies de conduction. Il est probable que cet effet est produit par les courants actifs qui accompagnent toute excitation (1). La variété des impressions tient en éveil l'attention du malade, d'où activation, pendant un laps de temps suffisant, des volitions assez énergiques. Grâce à la *variété* des actions, *l'énergie* dont nous avons besoin, dans des circonstances si difficiles, pour les exercices à faire dans les articulations voisines, même saines, se maintient pendant un temps assez long. L'étude comparée de ce procédé avec les autres nous permet de nous rendre compte de son efficacité. Si les réactions n'étaient pas si variées, nous ne tarderions pas à avoir affaire à des mouvements pratiqués d'une manière automatique et qui, par suite, ne produiraient aucun résultat sur le membre malade. Grâce aux manipulations de massage proprement dit, les malades éprouvent, par suite de la circulation activée, une sensation de chaleur dans le membre malade, plus froid d'ordinaire. Cette sensation qui habituellement a lieu en cas d'activité normale, provoque des représentations qui renforcent l'action des impulsions volontaires, dans les voies anciennes (paralysies hystériques) aussi bien que dans les nouvelles voies de suppléance (lésions des centres moteurs ou des voies conductrices périphériques).

Nous rangeons aussi parmi les mouvements intercalés le « massage-douches » tel qu'il est pratiqué à Aix-les-Bains, à Louèche-les-Bains, à Royat, etc. Il consiste en ce que le malade est assis ou debout dans la cabine, tandis que le baigneur qui tient le tube à travers lequel l'eau chaude de la source coule directement sur le membre malade, masse en même temps la partie correspondante du corps (Comp. v. LEYDEN, Aix-les-Bains in Savoyen, *Zeitschrift für diätetische und physikalische Therapie*, Bd. III, Heft 7).

Dans ces dernières années, surtout dans les stations françaises riches en eau thermale (Vichy, Martigny, etc.), le massage-douches est remplacé par la douche et le massage sous l'eau. L'installation (système BERTH) est composée d'une baignoire plate montée sur support qui reçoit l'eau des douches. Le malade est couché sur une toile à voiles tendue au-dessus de la baignoire. A une hauteur notable au-dessus de la baignoire, dans son axe longitudinal, est adapté un tube en cuivre muni à quatre endroits de douches en pluie. Le réservoir qui alimente les douches, est disposé pour de l'eau froide et chaude. A Dax, il est même disposé pour quatre sortes d'eau, savoir : pour l'eau douce et salée, chaude ou froide. Le massage, pratiqué par un ou deux masseurs, est exécuté en même temps que sont prises

(1) Comp. le premier mémoire de la note précédente.

les douches à 35° C. Dans le massage-douches, le masseur tenant la douche sous le bras gauche, ne peut travailler que d'une main ; or, dans le massage sous l'eau, il dispose librement de ses deux mains.

La richesse en eau chaude de Bourbonne et de Luxeuil y a donné naissance au massage à l'eau, qui est souvent employé. On administre des douches sous haute et basse pressions. La pression de la douche sous haute pression est de 3 atmosphères, et la température de l'eau, de 35 à 47° C. La combinaison massage-sudation, habituelle depuis l'antiquité dans les bains romains et russes, est plutôt employée dans un but hygiénique. C'est à Tiflis dans le Caucase et à Plombières que cette combinaison est employée souvent dans un but thérapeutique. La combinaison massage-bain de vapeur local est entrée récemment dans la pratique pour le massage de la face. L'appareil qu'on emploie est construit sur le modèle d'un pulvérisateur. La vapeur traversant un tube est amenée à la face à l'aide d'une large cloche en verre ou en étoffe qui l'embrasse intimement. Le massage est pratiqué immédiatement après le bain de vapeur.

L'emploi, dans la même séance, de l'hydrothérapie et du massage ne fait pas faire de bien grands pas à celui-ci. Il en est de même de la combinaison massage-bains tièdes.

Ce sont, dans la majorité des cas, les manipulations de secousse qui sont d'un usage courant dans la combinaison massage-hydrothérapie. Les manipulations de friction sont moins aptes à être pratiquées sous l'eau ; en voici une raison péremptoire : leur pratique bien faite demande une substance lubréfiant la peau, dont l'emploi est évidemment absolument impossible sous l'eau. La complexité du procédé dans ces combinaisons, s'oppose à la généralisation de cette méthode et rend en général cette dernière accessible seulement aux classes aisées. En faisant attention à certaines règles de technique, on peut aussi se passer de la combinaison massage-eau pratiquée dans le but d'atténuer les douleurs.

§ 2. — Exercices moteurs spéciaux associés aux manipulations de massage.

Parallèlement aux manipulations de massage et mouvements combinés, a lieu l'*adjonction aux manipulations de massage des exercices de mouvements ; ces deux procédés thérapeutiques se suivent immédiatement.* C'est un fait d'observation courante que des organes se trouvant encore sous l'influence du massage, en d'autres termes, immédiatement après les manipulations de massage, peuvent exécuter des mouvements libres plus étendus que s'ils n'y avaient pas été soumis (1). Cela concorde aussi avec les données des expériences physiologiques (2). Le massage constitue de la sorte un système de procédés auxiliaires.

Tirant profit de ces expériences dès que nous nous apercevons de l'exécutabilité des mouvements actifs si minimes qu'ils soient, nous nous mettons, immédiatement après les manœuvres de massage, à faire faire des exercices de divers mouvements, et nous procédons d'une manière systématique. Nous ne répartissons point les mouvements sur différents moments, mais nous les combinons les uns avec les autres. La *systématisation* du procédé consiste en ce que les exigences que nous réclamons de la capacité fonctionnelle du malade, sont adaptées à l'accroissement de ses forces et de son habileté. Si, dans une séance, nous ne faisons plus de progrès bien notables avec un mouvement quelconque, nous n'y insistons plus et nous passons immédiatement à un autre exercice, nous faisons entrer en action les divers *muscles auxiliaires*, quitte à reprendre le lendemain l'exercice manqué la veille. De plus, nous tâchons de ne pas perdre le résultat une fois obtenu. Un exercice nous a-t-il bien réussi, nous ne négligeons pas de le faire répéter sous diverses formes, dans différentes situations et positions du corps tout entier aussi bien que du membre atteint, en variant d'une fois à l'autre la manière de soutenir le malade, jusqu'à ce que ce mouvement soit accompli sans soutien et sans entrée en action des muscles auxiliaires.

Pour ce qui est de la *méthodologie* de ce procédé, elle *consiste souvent en ce que, au lieu de passer systématiquement* du plus facile au plus difficile, nous agissons comme si nous avions à déplacer une charge lourde sur une surface inégale : nous appliquons les leviers à tous les points d'application imaginables. La décomposition d'un exercice en ses parties constituantes ne mène nullement plus rapidement au but à atteindre, pas plus que l'étude des mots isolés d'une langue étrangère aux lieu et place des phrases simples. D'autre part, l'inconvénient d'exiger trop de temps est parfois attribuable à la complexité de certains procédés d'exercices, par exemple, la méthode suédoise ; cet inconvénient est surtout inhérent aux exercices

(1) Zabludowski, Zur Diskussion im Verein für innere Medizin zu Berlin zum Vortrage des Herrn Jacob : Ueber die kompensatorische Uebungstherapie bei der Tabes dorsalis. Vereinsbeilage der *Deutschen medizinischen Wochenschrift*, n° 4, vom 3. Februar 1898.

(2) Zabludowski, Contribution à l'action du massage des sujets sains. Une monographie (en russe), Saint Pétersbourg, 1882 et *Voïenno-meditsinsky Journal* (en russe), Saint-Pétersbourg, 1882.

Le même, Die Bedeutung der Massage in der Chirurgie und deren physiologische Grundlagen, v. Langenbeck's *Archiv*, Bd. XXIX, Heft 4.

Le même, Physiologische Wirkungen der Massage, und allgemeine Betrachtungen über dieselbe im Dienste der Chirurgie, ihre Indicationen und Technik, v. Langenbeck's *Archiv*, Bd. XXXI, Heft 2.

combinés en vue de maladies déterminées, comme certains auteurs l'ont entrepris pour le tabes. L'intercalation de nouveaux problèmes agit d'une manière encourageante et stimulante, et *un mouvement complexe réussit souvent mieux qu'un mouvement simple* que, pour une raison ou une autre, on s'épuisait en vain à faire pratiquer.

Appartiennent aux mouvements qui nous font le plus avancer vers le but poursuivi :

1° Mouvements symétriques ;
2° Mouvements oscillatoires ;
3° Mouvements avec résistance ;
4° Mouvements libres ;
5° Mouvements auxiliaires ;
6° Mouvements saccadés.

1. — Mouvements symétriques.

Les *mouvements symétriques* sont exécutés soit *simultanément* dans les articulations saine et malade (*mouvements associés*), soit *d'abord* dans la jointure saine et *ensuite* dans la malade (*mouvements correspondants*) (1). Ces mouvements sont pratiqués dans les membres supérieurs le malade étant debout ou assis, et dans les membres inférieurs, dans la position horizontale ou assise. Les volitions, dans des exercices semblables, agissent sur des groupes nerveux tout entiers, d'où possibilité pour l'excitation d'atteindre plus facilement le nerf lésé (2) et même de suppléer dans le cerveau à des parties mises hors d'état de fonctionner. Nous avons pu nous assurer à plusieurs reprises que dans les cas où, par suite d'une innervation entravée, les mouvements actifs d'une articulation étaient défectueux, ceux-ci devenaient plus étendus dès que l'on s'appliquait à pratiquer des mouvements associés dans les articulations symétriques ; en d'autres termes, lorsque l'on exécutait simultanément des mouvements dans les deux articulations de l'épaule, du coude, etc. Les excursions des mouvements deviennent aussi plus étendues dans l'articulation malade lorsque le mouvement dans cette dernière suit immédiatement celui de l'articulation saine ; en d'autres termes, en cas de *mouvement imité*, par exemple l'élévation du bras malade dans l'articulation de l'épaule gauche après l'élévation du bras sain dans l'articulation de l'épaule droite.

Nous nous bornons ici à faire exécuter les mouvements les plus simples. Ces mouvements sont exécutés avec l'aide de points d'appui rapprochés. Ainsi nous faisons déplacer en avant et en arrière les bras appliqués contre

(1) Voir le second mémoire cité dans la note de la page 22.

(2) Zabludowski, Zur Therapie der Laehmungen, *Deutsche Praxis*, 1900, n° 7.

les parties latérales du corps, déplacer en avant et en arrière les pieds du malade assis appliqués contre le sol. Comme points d'appui pour ces mouvements on peut utiliser les objets que l'on trouve dans n'importe quel appartement; grâce à eux on peut obtenir des excursions étendues et d'un contrôle facile. C'est ainsi qu'un sujet dont l'épaule est encore raide (traitement consécutif après rupture des adhérences) est placé en face du liteau médian d'une porte à deux battants et qu'on lui fait exercer, des deux côtés du liteau, une pression sur la porte avec la main du côté malade aussi bien qu'avec celle du côté sain, en les déplaçant de bas en haut comme si l'on époussetait énergiquement. Plus la mobilité s'accuse, plus haut les mains sont appliquées et plus le malade peut se placer près de la porte. Si l'on veut agir sur les membres inférieurs (raideur des genoux), ces exercices consisteront en ce que le malade s'assied et se relève, se met à genoux et se redresse. Les mains du médecin exercent une pression sur les pieds du malade qu'il maintient fixés au sol. La chaise sur laquelle le malade est assis est appuyée contre le mur ou contre un divan, en général contre un objet fixe qui ne lui permet pas de se déplacer. Plus le malade se tient éloigné de la chaise, moins étendue est la flexion du genou. A-t-on affaire à la *hanche*, le malade debout devant une porte, élève aussi haut que possible la jambe étendue sur la cuisse en pressant en même temps avec le pied contre la porte. Dans cet exercice, outre le mouvement dans l'articulation de la hanche, il y a encore élongation du sciatique. C'est en cela que consiste *notre procédé d'élongation non sanglante du sciatique*. Le malade étant couché sur le dos, nous pressons d'une main la cuisse saine contre le lit, tandis que de l'autre main, soit à l'aide de signes ou d'un mot d'ordre, nous faisons soulever le membre malade, le genou fléchi d'abord (levier court) et étendu ensuite (levier long).

La plupart des mouvements susénumérés sont utilisés comme les autres exercices; malgré l'aide que leur prêtent divers points d'appui, ce sont aussi, jusqu'à un certain degré, des mouvements avec résistance. C'est ainsi que le malade est obligé de vaincre le frottement contre le mur.

2. — Mouvements oscillatoires.

Aux membres supérieurs, les *mouvements de pendule* sont exécutés simultanément avec force des deux côtés du corps. Les deux bras en extension et pendant le long du corps se meuvent en avant et en arrière. Dans les membres inférieurs, c'est successivement que ces mouvements sont exécutés. Chacune des extrémités est déplacée à plusieurs reprises d'avant en arrière; l'inertie du membre en mouvement est ici d'un grand secours pour l'exercice. Les muscles auxiliaires sont, eux aussi, mis en action. C'est ainsi que, dans la paralysie du deltoïde, ces mouvements assujettissent à la volonté les muscles auxiliaires grand pectoral, coraco-brachial et sus-épineux, d'où possibilité d'élever le bras.

Si la mobilité des articulations est entravée, ces exercices sont en général exécutés du premier coup. Mais dans les cas où l'exécution des mouvements est devenue difficile par suite de faiblesse, principalement celle des muscles, on ne les fera faire que lentement, en s'avançant pas à pas.

3. — Mouvements avec résistance.

Nous nous servons souvent, pour la production des *mouvements avec résistance*, des ustensiles de ménage ou de ceux qu'il est facile de se procurer. Nous faisons soulever du sol et mettre sur une chaise un seau rempli d'une quantité d'eau allant croissant avec chaque séance. Nous nous servons aussi du seau dans le but d'obtenir des mouvements passifs lorsqu'il y a raideur du coude. Le malade portera le seau à plusieurs reprises dans la chambre, en se tenant droit et en comptant à haute voix. En marchant et en comptant à haute voix, le malade a l'attention détournée : on s'oppose de la sorte à la tension volontaire du coude qui mettrait obstacle à la distension douloureuse de l'articulation causée par le poids du seau. On réussit bien à détourner l'attention en inversant l'ordre naturel des nombres, si, par exemple, on fait compter dans l'ordre que voici : 10,8, 6, etc. S'il s'agit des doigts (raideur consécutive à des processus phlegmoneux), nous leur faisons vaincre une légère résistance, par exemple comprimer à plusieurs reprises un ballon en caoutchouc muni d'un trou. Moins le ballon est volumineux, plus l'exercice présente de difficulté, et *vice versâ*. On peut ranger dans la même catégorie la résistance présentée par les haltères. Pour les mouvements des bras, nous nous servons d'haltères de 1 à 2 kilogs couverts de cuir ou d'étoffe. Dans les exercices de gymnastique de chambre, ces haltères sont employés ordinairement pour charger les mains.

A côté de ces mouvements avec résistance qui sont tous combinés essentiellement en vue d'exercices à faire par le malade seul, on recourt, dans bon nombre de cas, à des mouvements avec résistance où la *résistance est due au médecin*. Ces mouvements se distinguent aussi par ce caractère que le médecin est à même de se conformer, dans chaque cas donné, à l'aptitude au travail du malade.

Ces exercices constituent le noyau central de la *gymnastique thérapeutique suédoise ;* on y distingue des *mouvements concentriques et excentriques*. Dans les premiers, le malade exécute le mouvement malgré la résistance opposée par le médecin, par exemple, flexion du coude malgré la fixation de l'avant-bras par le médecin, ou résistance que les mains du médecin opposent pendant l'expiration à la rétraction plus énergique de la paroi abdominale du malade. Dans les mouvements excentriques, la force du médecin prend le dessus, par exemple, lorsque le malade lutte en vain, par la contraction musculaire, contre l'extension du coude (Comp. Hughes, *Lehrbuch der Schwedischen Heilgymnastik*, Wiesbaden, 1896. — Le même, *Lehrbuch der Atmungsgymnastik*, Wiesbaden, 1893).

Quand on fait exécuter des mouvements avec résistance, on rencontre rarement dans la pratique l'occasion d'utiliser les distinctions que nous venons d'énumérer. Dans la majorité des cas, les exercices sont exécutés sans aucun ordre : sur des mots d'ordre, le malade est invité à exécuter rapidement les mouvements, et les résistances sont dues tantôt au médecin, tantôt au malade. C'est précisément dans la liberté, la *non-gêne des mouvements* que gît la différence entre le manœuvre et l'artiste. Règle générale à observer ici : *ne pas trop exagérer la résistance* ; il faut prendre garde à ce que, au cours des exercices, il ne survienne chez le malade des secousses musculaires. La résistance n'accroîtra que lentement et décroîtra de même.

Dans quelques cas le médecin s'oppose d'une main au mouvement qu'il exécute lui-même avec l'autre main. Il embrasse énergiquement d'une main une rotule fracturée en train de se souder, tandis qu'avec l'autre main il tâche de fléchir le genou ; de même il saisit fortement l'olécrane(reliquats après fracture de cet os), et en même temps il s'évertue à mettre l'articulation en flexion. Grâce à cette pratique, on se met à l'abri de la rupture du cal fibreux, quoique, à la vérité, la flexion soit alors moins accusée.

Peuvent être ajoutés à ce groupe les *mouvements où la résistance est due au malade lui-même*. Ils consistent en ce que, au cours des mouvements actifs libres, le malade, par la contraction des antagonistes, se crée lui-même une résistance qu'il finit par vaincre, par exemple, il étend le coude fléchi et raidi par un acte de volonté. Ce sont ces exercices qui sont souvent pratiqués dans les stations à eau oxycarbonée (Nauheim) où il y a beaucoup de cardiaques. Toutefois, cette sorte de mouvements sont loin d'être supportés aussi bien que ceux où la résistance est produite par une main étrangère (gymnastique manuelle suédoise) ou par des poids (méthode médico-mécanique).

4. — Mouvements libres.

Parmi les *mouvements libres*, on distingue ceux qui sont pratiqués avec l'aide d'ustensiles qu'il est aisé de rencontrer dans le ménage, d'avec ceux qui sont exécutés lorsque les mains ne supportent aucune charge. Appartiennent aux premiers le jeu de paume et le jeu de balle, ainsi que les exercices avec des bâtons, ensuite les exercices consistant à monter un escalier (on commencera par un marchepied à deux marches). Les mouvements libres proprement dits consistent en élévation, abaissement, extension, flexion, rotation en dehors et en dedans, circumduction, mouvements en entonnoir des bras et des jambes ; dans ces derniers mouvements, les avant-bras ou les jambes en extension décrivent des cercles dont le centre est formé par l'épaule ou la hanche. De cette catégorie font également partie les exercices d'inspiration et d'expiration profondes (Comp. SCHREBER, *Aerztliche Zimmergymnastik*, Leipzig). Tous ces mouvements sont exécutés dans les *directions les plus variées*, à une *allure plus ou moins accélérée.* Doivent aussi être rangés parmi les mouvements libres : les coups portés par les mains entrecroisées sur les épaules et la poitrine (comme font les cochers quand ils ont froid), les sauts exécutés sur un pied ou sur les deux (dans ce dernier cas, sur place ou en se déplaçant).

Dans tous ces mouvements, nous faisons attention à indiquer exactement le nombre des mouvements isolés (5-10) et des différents mouvements (5-8) que le malade aura à accomplir. De la sorte, nous combattons efficacement les excès que l'on rencontre sous ce rapport.

5. — MOUVEMENTS AUXILIAIRES.

Au cours des *mouvements auxiliaires* le médecin vient en aide au malade pendant que celui-ci pratique un mouvement. Celui-ci se transforme facilement en mouvement passif, et cela grâce à ce que le médecin le rend plus étendu dans le sens pris par le mouvement actif. C'est ainsi, par exemple, que le malade atteint de raideur de l'épaule croise les mains sur le dos et les remonte de la région sacrée à la région lombaire, après quoi le médecin ayant saisi les mains croisées du malade, les déplace jusqu'entre les omoplates. Doivent aussi être considérés comme des mouvements auxiliaires ceux que le médecin exécute avec les mains du malade saisies derrière le dos de ce dernier ; il décrit avec les bras de grands cercles en avant, tandis que le malade fait une inspiration au moment où les bras se portent en haut, et une expiration au cours de leur mouvement descendant. Nous venons aussi en aide à l'ampliation de la cage thoracique en exerçant, pendant l'expiration, une pression sur l'abdomen ; quant à la pression exercée avec les deux mains sur la cage thoracique, elle en entrave les excursions et, partant, elle constitue un mouvement avec résistance.

6. — MOUVEMENTS SACCADÉS.

Les mouvements actifs, ainsi que les mouvements avec résistance sont accomplis soit d'un seul trait, soit par étapes ; ils sont alors dits *saccadés*. Que le mouvement soit accompli rapidement ou lentement, nous disons au malade de le pratiquer en deux ou trois temps. Il survient de la sorte des pauses de repos, ne fussent-elles que de quelques secondes. Ce sont des suspensions intercalées *avant que soit survenu l'épuisement. Grâce à la décomposition du mouvement, on ne voit pas apparaître de convulsions* (cas de paralysies consécutives à une attaque d'apoplexie, chorée, formes spasmodiques de la crampe des écrivains).

§ 3. — Mouvements généraux ou changements de position ajoutés au massage.

1. — Mouvements généraux.

Tous les mouvements que nous avons décrits jusqu'à présent, sont si intimement liés à la présence du médecin que le succès est plus ou moins indépendant de ce que le malade continue ou non à les répéter tout seul ; or, les *mouvements généraux* qui contribuent puissamment à rendre durable le succès du traitement par le massage, le malade doit les exécuter seul, aussi bien au cours du traitement que par la suite.

C'est surtout contre les troubles généraux de la nutrition que nous les prescrivons. Nous commençons à les faire faire déjà au cours du traitement, et cela, d'une part, pour être à même d'observer le malade qui *travaille* et, d'autre part, pour l'habituer, sous l'influence du traitement, à certains exercices de façon qu'il les continue même après sa cessation.

On dit au malade de parcourir des trajets déterminés dans des laps de temps déterminés. Suivant les circonstances (âge, saison, conditions extérieures), nous prescrivons la bicyclette, le lawn-tennis, l'équitation. La natation nous rend des services signalés dans les formes convulsives, que les convulsions soient généralisées (chorée) ou locales (crampe des écrivains). Ces exercices chez les adultes et les exercices de gymnastique chez les adolescents, contribuent dans une large mesure à subordonner à la volonté des groupes tout entiers de muscles et de nerfs.

2. — Changements de position.

L'état si variable que présente, après la séance de massage, le corps tout entier du malade ou seulement certaines parties, exige des prescriptions concernant l'*attitude* que tout le corps ou certaines parties doivent prendre après la séance.

Le massage général doit être suivi ordinairement de repos. Pendant 10 à 15 minutes, le malade restera sur le divan ou au lit, en position dorsale ou latérale. Le malade lui-même ressent habituellement la nécessité de garder le repos. Lorsqu'il s'agit d'atonie gastro-intestinale chez les chlorotiques et les anémiques, les changements dans les rapports statiques des vaisseaux sanguins dus à la *position abdominale inaccoutumée* (1/4 d'heure,

3 fois par jour), exercent une influence assez notable sur la répartition du sang dans les viscères. Cette position a pour effet l'atténuation et même la cessation des troubles dyspeptiques, et en même temps elle contribue à la régularisation des selles. Dans les cas de neurasthénie cérébrale où le massage de la tête est indiqué, le traitement est secondé par le changement de position de la tête pendant le sommeil : suivant les cas, la tête sera tenue plus élevée ou plus abaissée. Au cours des troubles génito-urinaires, la position élevée des jambes sur des coussins cunéiformes de hauteur variable, sert aussi de remède suggestif pendant le repos de la nuit ; grâce à la position inaccoutumée occupée par l'appareil génital, les images habituelles ont plus de peine à se réveiller.

Cette position sera encore mieux mise à profit par l'emploi, à divers moments, de coussins cunéiformes de *différentes hauteurs ;* l'action est favorisée par l'application des caleçons de bain (incontinence nocturne d'urine, spermatorrhée). Nous prescrivons encore la position élevée des membres inférieurs en cas d'entorse récente, ainsi que contre les épanchements articulaires que nous provoquons souvent en rompant les adhérences au cours des séances de massage. Dans ces cas, la position élevée est maintenue pendant des heures et même des jours entiers; combinée au pansement ouaté, elle agit comme antiphlogistique. Pour ce qui est des membres supérieurs, leur position élevée est obtenue à l'aide d'un bandage triangulaire.

Non seulement la période qui *suit* la séance de massage mais encore celle qui la *précède* présentent quelques indications concernant le changement de position de la totalité ou de certaines parties du corps. Avant la séance, nous laissons reposer le malade pendant 10 à 15 minutes en position horizontale. Nous y avons recours, d'une part, dans le but de faire disparaître la tension musculaire après une marche fatigante et, d'autre part, pour obtenir le relâchement des muscles et de la peau. La dernière indication acquiert surtout de l'importance dans les cas où les malades viennent se faire masser pendant la saison froide. Le changement partiel de position sert pour laver à grand sang une articulation lorsque nous voulons y provoquer l'hypérémie avant la séance de massage (procédé de Bier). Dans les cas où nous soupçonnons la tuberculose, nous obtenons l'hypérémie du genou en laissant la jambe pendante et en comprimant la cuisse à l'aide d'une bande en caoutchouc, ainsi qu'en enveloppant la jambe, jusqu'au genou, avec une bande en toile de Cambrai (Comp. *Münchener medicinische Wochenschrift*, numéro du 8 août 1898).

En cas d'impuissance, nous laissons le malade couché, 15 à 20 minutes avant la séance de massage, avec la verge et les bourses liées. Nous comprimons la base du pénis et celle des bourses à l'aide d'une bande élastique en caoutchouc, longue de 160 centimètres et de 8 millimètres de diamètre. Les bouts de la bande sont fixés à l'aide d'une pince de blanchisseuse. Il survient de la stase dans les veines, les vaisseaux lymphatiques, les corps spongieux de l'urèthre et les corps caverneux de la verge. L'enlèvement de la bande est suivi d'une oscillation considérable dans la pression sanguine. La cyanose fait place à la rougeur de la peau.

En cas de sténose pylorique, la position latérale droite a pour effet le choc violent du contenu stomacal contre le pylore. Si, tout en laissant le malade dans la même position, nous saisissons une portion de la paroi stomacale y compris la partie correspondante de la paroi abdominale, et que nous les projetions et comprimions dans la direction allant de la grande tubérosité vers le pylore, le contenu stomacal agira dans ce cas à l'instar d'une sonde stomacale qui dilate un orifice de sortie étroit.

Nous recommandons parfois au malade de rester dans une position déterminée, même en dehors de la séance de massage. Dans les cas d'impuissance où l'érection, tout en survenant, n'a pas lieu au moment voulu, nous prescrivons au malade de demeurer, pendant 15 à 20 minutes avant le coït, dans la position abdominale ou dans la position dorsale, le pénis et les bourses liés par une bande.

§ 4. — Principes généraux de la technique du massage.

Après avoir décrit la technique des manipulations particulières, nous allons exposer les principes généraux qui doivent être suivis dans toutes les manœuvres de massage, ou seulement dans une partie. Nous nous croyons d'autant plus autorisé à aborder ici en détail ce sujet, que l'expérience acquise au cours de l'enseignement nous a convaincu, que l'échec d'un traitement par le massage est souvent dû à *l'ignorance* de ces principes que l'on pourrait considérer comme évidents et ne demandant point de commentaires.

Les principes généraux concernent les points suivants :

1° Badigeonnage de la peau avec une substance grasse ;

2° Onguent à employer ;

3° Mise du corps à nu ;

4° Température de la chambre où le massage est pratiqué ;

5° Eclairage de cette chambre ;

6° Position et soutien des parties du corps à masser ;

7° Position du médecin par rapport au malade ;

8° Ordre dans lequel les différentes parties du corps sont massées ;

9° Ordre de succession des manipulations ;

10° Mesures à prendre pour éviter la douleur au cours des séances de massage ;

11° Sensations qui survivent au massage ;

12° Rythme, mesure et temps ;

13° Durée des diverses manipulations ;

14° Durée de la séance de massage ;

15° Fréquence des séances de massage ;

16° Heures du jour pour pratiquer le massage ;

17° Durée du traitement par le massage ;

18° Massage des femmes enceintes et après ménopause ;

19° Mesures de précaution à prendre par le médecin pendant le massage ;

20° Rôle des aides dans la pratique du massage.

1. — Badigeonnage de la peau avec une substance grasse.

Les *manipulations de secousse* pénétrant surtout dans la profondeur et, par suite, ne provoquant que des altérations peu accusées de la peau, donnent rarement occasion à l'apparition des dermatites. *Il n'est donc pas nécessaire dans ces cas d'adoucir la peau.* Au contraire, la lubrification de la peau opposerait un obstacle à l'exécution de cette manipulation. Les bouts des doigts ou le poing glisseraient là où ils devraient être appliqués avec force, par exemple, pour transmettre les secousses ; en cas de tapotements, le coup, par suite du glissement de la main, aurait manqué son effet, il n'aurait pas porté.

La lubrification de la peau à l'aide d'une graisse n'est indiquée dans les manipulations de secousse que dans des conditions locales spéciales. C'est le cas pour les manipulations à pratiquer sur la muqueuse nasale ou sur la muqueuse rectale. La vulnérabilité de la muqueuse hypertrophiée des cornets, la nécessité de vaincre la contraction du sphincter anal pour introduire l'index en cas de massage de la prostate, rendent indispensable l'emploi d'une substance lubrifiante. Dans le premier cas nous graissons la sonde à introduire dans les cornets (qui est armée d'un tampon d'ouate), dans le but de transmettre les vibrations de la main ; dans le second cas nous agissons de même avec le doigt qui exerce des pressions intermittentes sur la prostate. L'application de la graisse sur la muqueuse des cornets acquiert encore de la valeur parce qu'elle facilite notablement l'enlèvement des croûtes fortement adhérentes.

Il en est tout autrement des *manipulations de friction* où c'est principalement la surface de la peau qui est exposée aux tiraillements. Il est *ordinairement nécessaire de se servir d'une graisse*, aussi bien pour lubrifier les mains du médecin que les parties de la peau à masser. La règle concernant la main du médecin peut être formulée comme suit : plus la main est charnue, plus la peau est douce et élastique, moins la nécessité d'une graisse est impérieuse ; plus la main est osseuse, maigre, plus la peau est rude, sèche, plus ce besoin se fait sentir. A la graisse incombe la tâche de masquer jusqu'à un certain degré les propriétés de la main qui pourraient entraver la pratique du massage. Il en est de même de la peau du malade, à cela près que le degré de vulnérabilité de la peau y entre pour une part plus grande encore. L'emploi d'une graisse devient indispensable lorsque des ecchymoses se développent facilement, surtout (comme cela arrive parfois) lorsqu'elles apparaissent dès que la peau est empoignée. On prendra *aussi peu de graisse que possible :* si la main glissait trop facilement sur la peau, l'effet de la manipulation en serait trop réduit.

La préparation employée par nous, la *vaseline pure*, ne se décompose pas, il est vrai, dans les conditions habituelles ; toutefois, si la peau est en transpiration, il se forme une masse visqueuse ressemblant à une pommade, par suite du mélange intime de la sueur et de la vaseline auxquelles sont incorporées des bulles d'air. Cette masse entrave considérablement les mouvements des mains, surtout aux endroits velus. Son enlèvement de ces endroits exige trop de temps. En effet, ordinairement il suffit d'un simple coup de serviette pour se débarrasser de la substance graisseuse, tandis que, dans les cas en question, il faut procéder chaque fois à un lavage soigné. Des lavages semblables et les manipulations de friction qui les précèdent exposent facilement la peau aux écorchures. Nous nous abstenons aussi d'appliquer une graisse là où il y a déjà des éruptions cutanées, et cela pour la bonne raison que les manipulations de friction sont contre-indiquées en ces points. Ce qui vient d'être dit explique pourquoi nous évitons de mettre de la graisse sur des cicatrices minces, en cas de glossy skin, ainsi que dans les cas où il y a prédisposition spéciale à la furonculose (diabète) ou des troubles circulatoires associés à des affections chroniques (maladies du cœur, des reins, du foie).

Dans le massage de tout le corps (*massage général*) nous n'avons que peu recours à la graisse ; une partie de la graisse restée adhérente sur de grandes surfaces cutanées, on est obligé d'essuyer pour l'enlever, ce qui est désagréable au malade et irrite la peau plus que ne le ferait le massage en l'absence de graisse. Toutes choses égales d'ailleurs, nous nous abstenons, dès la deuxième séance, de l'emploi de la graisse toutes les fois que, dans la première séance, nous nous sommes assuré que la peau se couvre de sueurs profuses. Assez souvent on rencontre des malades dont la peau, plus ou moins sèche pendant les premières passes, est tout d'un coup comme baignée de sueur. C'est surtout aux mains, au front et au dos qu'a lieu une sécrétion sudorale si profuse. Ce phénomène survient ordinairement en même temps que d'autres signes caractéristiques de la neurasthénie. Dans ces cas il est superflu de lubrifier la peau : d'une part, la peau l'est déjà assez sans cela ; d'autre part, la masse visqueuse dont la peau est enduite (mélange de sueur et de vaseline) est désagréable au malade. Si la sueur apparaît au cours de la séance, nous ne suspendons point la manipulation pour l'essuyer ; mais nous essuyons toujours soigneusement la sueur dont la peau est couverte avant la séance.

Il en est tout autrement si l'on a à enduire avec de la graisse des *surfaces peu étendues*, telles qu'une articulation ou une partie d'un membre, en cas d'un processus morbide nettement limité. La lubrification atténue ici l'irritation provoquée par la manipulation de friction, d'où, toutes choses égales d'ailleurs, possibilité de conduire le traitement avec plus d'énergie. Il en est de même lorsque la peau est fortement tendue. Grâce à la graisse, nous ne sommes pas exposé au danger de l'écorcher en frottant.

Enfin, en certains endroits, on aura recours à la vaseline même en l'absence de tout processus pathologique (massage hygiénique). Nous avons en vue les points où il faut déployer le maximum de force pour le massage (abdomen chez les obèses), ou bien ceux qui sont doués d'une sensibilité exquise (cou, visage, face interne de la cuisse).

2. — Onguent pour le massage.

Les substances employées pour la lubrification de la peau sont loin de jouer un rôle secondaire dans le massage. C'est aux inconvénients multiples résultant de l'usage de substances lubrifiantes impropres qu'il faut attribuer le rejet, par certains auteurs, de ces substances en général ; il faut aussi les rendre responsables de ce que l'on s'adresse à des substances autres que la vaseline, par exemple à des poudres : avant de lubrifier la peau, on commence par la saupoudrer.

Plusieurs massagistes ont recours à la mousse de savon ; souvent la peau est préalablement rasée. Mais, à n'en pas douter, en employant un liniment convenable et en adaptant bien les manipulations à chaque cas donné on peut éviter, sans aucune difficulté, tous les effets secondaires fâcheux. L'observation clinique avait, sous ce rapport, précédé souvent l'expérimentation. Les données obtenues peuvent toutefois, jusqu'à un certain degré, être considérées comme des « expériences faites sur des animaux », quoique d'une façon involontaire. En se basant sur ces expériences, on doit dire que, *à l'heure actuelle, il faut employer, comme onguent pour le massage, exclusivement la vaseline blanche naturelle obtenue des résidus du naphte.* Quant aux vaselines jaune et brune, elles tachent le linge ; de plus, elles dégagent parfois l'odeur du pétrole, car on utilise les résidus de distillation pour leur préparation.

Pour notre part, nous nous sommes trouvé bien de la vaseline blanche. C'est une masse inodore et insipide, de réaction neutre, blanchâtre, qui ne rancit point, de la consistance de l'axonge et fondant à 41-42°C. Les diverses préparations de vaseline qui sont dans le commerce, sont souvent impropres au but que nous voulons atteindre.

La pharmacopée allemande remplace la vaseline naturelle par un mélange obtenu en fondant ensemble une partie de paraffine solide avec quatre parties d'huile de paraffine ; c'est l'onguent à la paraffine, la « vaseline artificielle ». Par suite de sa viscosité et, partant, de son adhérence à la peau, elle constitue, il est vrai, un bon excipient, mais elle est inutilisable pour le massage. Du reste, l'onguent à la paraffine diffère d'un fabricant à l'autre suivant la matière première employée, la qualité de la paraffine et de l'huile de paraffine. En effet, on trouve dans le commerce des paraffines différant par leurs points de fusion, ainsi que des huiles de paraffine dont les points d'ébullition et les degrés de pureté ne sont point identiques. La différence des parties constituantes exerce aussi une influence sur l'homogénéité de la préparation.

Le médecin qui, pour un traitement entrepris, se procure, à divers moments, dans différents magasins les diverses quantités de vaseline blanche dont il a besoin, ne tardera pas à observer que sa technique, surtout pour ce qui est du rythme et du temps, dépend dans une grande mesure de la qualité de la vaseline. Telle vaseline visqueuse ne permet que des mouvements lents, telle autre oppose une résistance que l'on a de la peine à vaincre.

Il faut renoncer absolument à l'huile et à l'axonge autrefois très usitées et se servir exclusivement de la vaseline blanche. Il faut rejeter également la lanoline et les crêmes obtenues par addition à la lanoline d'axonge ou d'huile. L'axonge et l'huile d'olives rancissent facilement, surtout la portion restée adhérente à la peau, d'où irritation de cette dernière. De plus, leur emploi est rendu plus difficile par suite de l'état liquide de l'huile d'olives et du changement de consistance de l'axonge à différentes températures. L'huile d'olives tombe facilement en gouttes le long des doigts ; la lanoline est visqueuse et adhère fortement, elle n'est pas non plus toujours inodore.

Quant aux crêmes, l'odeur de la lanoline incomplètement pure est remplacée par celle de l'essence de roses avec laquelle on les parfume ; or, cette odeur persistante est parfois désagréable.

L'observation de tous les jours nous a appris que la vaseline employée par nous ne doit pas rester longtemps dans un vase débouché ; en d'autres termes, elle ne doit pas être longtemps en contact avec l'air, sous peine de voir apparaître, après l'usage de cette vaseline, des phénomènes d'irritation cutanée. Pour occasionner des furoncles, il suffit parfois de se servir, pour le massage, de vaseline fraîche, mais mise dans un vase où il y avait déjà de la vaseline et qu'il est impossible de nettoyer à fond, par exemple, les petites boîtes en bois que l'on emporte dans la poche en allant faire des visites en ville. Dans les cas d'impuissance où nous avons recommandé de se servir de vaseline dans le but de faciliter l'introduction de la verge, cette vaseline a provoqué, à plusieurs reprises, des dermatites assez inquiétantes.

Les altérations que subit la vaseline doivent être mises, en première ligne, sur le compte de son épaississement par suite de l'évaporation de la petite quantité d'eau que la vaseline garde encore après les lavages auxquelles on la soumet pendant la fabrication. En faisant nos commandes, nous demandons une vaseline onctueuse, spécialement préparée pour le massage, qui contient encore un peu d'eau. Il faut cependant admettre que, exposée à l'air, la vaseline s'altère aussi petit à petit sous l'influence des poussières qui s'y déposent. La vaseline conservée dans des vases non fermés ou dans des boîtes en bois qu'il est impossible de fermer hermétiquement, acquiert beaucoup plus lentement des propriétés irritantes si, chaque fois qu'on s'en est servi, on recouvre la tasse d'une coupe ou d'un couvercle, ou si la boîte en bois qui contient la vaseline est enveloppée dans du papier et conservée dans un tiroir à l'abri de la poussière. Nous ne mettons pas ordinairement dans la boîte en bois plus de 20 grammes de vaseline que nous retirons, à l'aide d'une spatule en corne, de la boîte fournie par l'usine. Dans les cas où il est indiqué de prendre des mesures de précaution spéciales, nous nous servons de petites boîtes rondes en verre, bouchées à l'émeri et contenant 30 grammes de vaseline. Une grande articulation ne demande pas plus de 1 gramme de vaseline. Dans le massage général, la consommation peut être évaluée de 3 à 5 grammes de vaseline.

Pour éviter des pertes de temps, la vaseline sera mise sur une table ou sur une chaise de manière que le médecin, sans changer d'attitude, puisse d'une main saisir commodément la vaseline, tandis que l'autre main continue à masser. C'est pour cette raison que nous ne pouvons recommander de conserver la vaseline dans des tubes, comme cela se fait pour les couleurs à l'huile : pour exprimer la vaseline nous serions obligé d'interrompre le massage.

La quantité de vaseline saisie avec l'index et le médius ne sera pas préalablement répartie par friction sur les mains ; on se contentera d'appliquer, sur la partie du corps à masser, la main avec la vaseline qui adhère aux doigts ; la répartition de celle-ci se fait toute seule, sans manœuvre spéciale, uniquement grâce aux manipulations de friction. Si l'on a affaire à une articulation, il suffit d'y appliquer la vaseline en deux fois. Aux parties très exposées, avec tissu cellulaire sous-cutané peu abondant (massage de la face), la vaseline sera appliquée plus souvent, afin de se mettre sûrement à l'abri de la moindre écorchure de la peau.

Vu les petites quantités de vaseline dont nous faisons usage dans la généralité des cas, il suffit, pour l'enlever sans difficulté aucune, de passer après la séance une serviette. Nous n'exécutons point de mouvements de va et-vient en frottant; nous nous bornons à décrire avec la serviette deux grands traits dans la même direction. On voit donc qu'il est tout à fait superflu de laver encore la partie massée. Il est indiqué de s'en passer en général, si l'on a affaire à des parties exposées à l'air. De la sorte on se prémunit contre la rudesse et les crevasses de la peau pendant la saison froide. L'application, après l'enlèvement de la vaseline, d'une couche mince de poudre sur les endroits extrêmement sensibles aux manipulations de friction (face, cou, faces internes des cuisses), prévient l'apparition des éruptions cutanées. Chez les sujets ayant marché pieds nus, nous essuyons préalablement, avant de pratiquer le massage de la plante du pied, la poussière qui la recouvre; dans ce but nous donnons à la plante un ou deux coups de serviette énergiques.

De tout ce qui vient d'être dit il résulte, qu'il ne faut point se servir de *pommades médicamenteuses* pour le massage pratiqué selon les règles de l'art; de plus, la vaseline doit être, au cours de la séance, de la température de la chambre, et cela, d'une part, pour que *chaude* elle ne s'épaississe pas par évaporation d'eau et, d'autre part, pour que *froide* elle ne provoque pas de sensations désagréables et ne cause point de contractions musculaires. La vaseline sera laissée dans la boîte fournie par l'usine et conservée dans un endroit frais.

3. — Déshabillement et mise du corps a nu.

Nous ne nous attaquons à la peau *qu'après avoir enlevé les vêtements.* Autant, d'une part, nous prenons garde à ce que le malade ne se découvre pas d'une manière exagérée et inutilement, autant, d'autre part, nous faisons attention à ce que la partie à masser soit toujours mise à nu et débarrassée de toutes les entraves, et cela pour que, au cours des manœuvres et en élevant les bras, nous ne heurtions pas les doigts contre les vêtements, les couvertures, les coussins, ni le bois du lit, le dos du divan ou de la chaise. Nos mains ne peuvent se mouvoir avec liberté que si rien ne les gêne et il faut qu'aucune partie des forces musculaires ne soit dépensée pour déplacer des vêtements ou toute autre chose au milieu du travail. Ces déplacements, quand ils sont devenus nécessaires, provoquent des contractions musculaires des mains qui massent, d'où impossibilité de mener rapidement les manipulations. Nombre d'accidents mis au compte de l'opérateur sont attribuables à la mise à nu insuffisante de la partie à masser. Appartiennent à ces accidents non seulement la rupture de cicatrices que l'on avait des difficultés à obtenir, mais aussi les fractures des cals osseux plus ou moins consolidés. Nous sommes surtout exposés à ce danger en mobilisant les articulations raides des *vieillards*. Si le médecin n'a pas d'accès libre de tous les côtés, il lui est impossible de dominer la situation dans la mesure nécessaire pour parer à temps aux mouvements intempestifs du malade.

Le malade est-il *couché au lit*, ce dernier ne sera garni que d'un matelas, d'un oreiller, d'un drap pour couvrir le matelas et d'un autre drap et d'une serviette pour couvrir le malade. La serviette est surtout utilisée pour mieux couvrir de petites surfaces cutanées. Une autre serviette est insinuée entre les cuisses, pour couvrir davantage tantôt les fesses, tantôt les organes génitaux. Ce n'est qu'avec des personnes très frileuses que l'on y ajoutera une légère couverture, mais l'on s'arrangera toujours à laisser non couvertes de grandes surfaces, telles que membres inférieurs tout entiers, dos, abdomen, poitrine. Le malade n'étant couché au lit que si nous avons à masser des parties du corps très étendues, il se dépouillera de tous les vêtements, à l'exception de la chemise de dessous et des bas. En cas de massage général, les bas seront enlevés eux aussi. Si les malades ne portent pas ordinairement de dessous, nous leur prescrivons de porter des tricots longs et amples en laine mince ou en tissu mélangé bon marché (*vigonia*). Ce dernier présente l'avantage spécial de ne se retirer que peu après blanchissage. En été nous recommandons le port de tricots en coton ou en soie. Ces vêtements de dessous facilitent l'enlèvement des habits de dessus ; grâce à leur grand pouvoir hygroscopique, ils absorbent la sueur en quantité suffisante pour tenir la peau toujours sèche, d'où absence, chez le malade, de la sensation d'être trempé et, par suite, de toute crainte de prendre froid pendant le déshabillement. De plus, le tissu élastique, spongieux des dessous permet leur déplacement sur de grandes surfaces. En faisant acheter de nouveaux dessous, on fera toujours attention à ce qu'ils dépassent de quelques numéros la mesure exacte. Les tissus spongieux, surtout ceux en laine, se retirent fortement après blanchissage répété, la camisole que le malade garde pendant le massage ne peut plus être écartée des mains qui massent avec la même facilité qu'avant le blanchissage. De plus, la camisole étant devenue trop juste, n'est plus isolée de la peau (ce qui mettait le malade si à l'aise) et l'aération de celle-ci est devenue plus difficile. Les chemises système Jæger, qui se boutonnent seulement à gauche et non pas devant, présentent aussi des inconvénients, car on a de la peine à masser le côté droit. On n'admettra sous aucun prétexte le port d'une chemise empesée. Les femmes garderont seulement la chemise et le jupon qui sera délacé et, le cas échéant, aussi les bas. En cas de massage général, on ôtera même le jupon et les bas.

Le malade étant *assis*, si l'on a affaire aux membres inférieurs, il suffit, chez l'homme, de retirer le caleçon de la jambe à masser. Les femmes enlèveront complètement le caleçon lorsqu'on aura à masser l'articulation du genou : elles peuvent alors plus facilement et avec plus de précision retenir des deux mains les vêtements et les relever au-dessus du genou. Pour le massage du pied il suffit aux femmes d'enlever les bas, le caleçon court n'entravant pas les mouvements des mains. Pour le massage du membre supérieur, le malade enlèvera son habit ; il suffira alors de relever les manches si l'on a à masser l'articulation carpo-métacarpienne ; pour le coude et l'épaule, la chemise et la camisole seront entièrement retirées. Pour les femmes le corsage à manches étroites sera ôté ; il est en outre nécessaire d'enlever certains objets de toilette, tels que bagues, boucles d'oreilles, bracelets, et cela non seulement pour le massage du membre correspondant, mais aussi des parties voisines. Ainsi les boucles d'oreilles seront enlevées quand il faudra soumettre au massage le cou et la nuque. On prendra des précautions contre les appareils de prothèse qu'il est impossible d'enlever dans certaines conditions, par exemple, des dents artificielles en cas de massage de la face. Il faut enlever aussi l'œil artificiel.

Le malade étant *couché*, on ôtera les bandages herniaires toutes les fois que les hernies seront peu volumineuses. Dans le massage abdominal des sujets atteints de hernie ombilicale, le massage sera fait d'une main, tandis que l'autre main placée sur l'ombilic préservera la hernie en la repoussant légèrement. Dans le pétrissage avec la main droite dans le triangle de Scarpa, nous plaçons le bord interne de la main gauche sur le pli de l'aine pour mettre à l'abri les organes génitaux. Il est de même nécessaire d'ôter les lunettes aux malades couchés. Si les verres sont laissés en place, le malade fait involontairement une série de mouvements de la tête, à seule fin de les garantir contre tout accident. Ces mouvements ne permettent pas le relâchement complet des muscles du cou et de la nuque. Il va sans dire que, en cas de massage de la tête, il est indispensable d'enlever la perruque. On ne perdra pas de vue la perruque et les lunettes pendant le massage des *parties même éloignées :* il faut prendre garde de ne pas les déplacer. Elles peuvent être laissées en place si l'on fait le massage des membres supérieurs. A moins que le malade ne soit couché, il devient gêné dès qu'il ôte ses lunettes ; le malade ne peut non plus se passer, dans ces conditions, de sa perruque.

Attirons aussi l'attention sur la gêne qu'apporte au massage, surtout au dos, la présence de volumineux papillomes. On arrivera à rendre libre le champ d'action en laissant, pendant deux ou trois jours, une ligature de soie fine sur le pédicule mince du néoplasme que l'on enlèvera alors à coups de ciseau.

4. — Température de la chambre ou est pratiqué le massage.

La mise à nu de grandes parties du corps oblige de faire attention à ce que la température de la chambre où se fait le massage ne soit pas trop basse ; cette température ne descendra pas au-dessous de 17°5 C. Autrement le sujet a la chair de poule, c'est-à-dire les muscles de la peau contractés.

5. — Eclairage de la chambre.

Toutes les manipulations étant principalement sous le contrôle du sens du tact, un local très éclairé est superflu toutes les fois qu'il s'agit non de soumettre le malade à l'examen, mais seulement à la massothérapie. Au contraire, une chambre un peu obscure est indiquée en cas de massage des parties du corps de grande étendue, où il est nécessaire de mettre à nu de grandes surfaces. Mais même pendant les séances où ne sont massées que des parties du corps de peu d'étendue et où, dans la majorité des cas, le malade est assis, on évitera de lui faire occuper une place où la lumière lui tombe directement dans les yeux. Le malade est-il en position dorsale, il est inadmissible de suspendre au plafond des lampes répandant une lumière éclatante. Cela s'applique surtout aux lampes électriques. La lumière crue tombant dans les yeux par en haut et à laquelle le malade tâche d'échapper instinctivement, s'oppose au relâchement des muscles du cou et de la tête.

Si le massage a lieu au jour, le malade et le médecin recevront tous les deux la lumière de côté.

6. — Position et soutien des parties du corps a masser.

Pour ce qui est de la *position* et du *soutien* des parties du corps à masser, il faut aussi considérer comme principe fondamental de les disposer de manière que non seulement la partie que l'on a à traiter, mais en même temps le voisinage tout entier se trouvent dans un état de relâchement aussi complet que possible. La raison en doit être cherchée en ce que nos manipulations ne sont jamais limitées à la partie directement atteinte, mais la dépassent plus ou moins. Nous ne soumettons point au massage l'estomac tout seul ou seulement une portion de l'intestin, nous ne nous en tenons point, en cas de lumbago, à une petite partie limitée du dos. Ce n'est qu'en exécutant les manipulations sur de grandes surfaces que l'on réussit à mobiliser d'une manière suffisante le contenu de la cavité abdominale. Nous savons que la mobilisation de l'estomac ne demeure pas sans influence sur l'intestin, et *vice versâ* ; nous avons appris en outre que les mouvements antipéristaltiques provoqués par l'évacuation du contenu stomacal à l'aide de la pompe, activent la défécation. En cas de myosite, les pressions trop prolongées sur un point limité ne favorisent pas toujours la résorption des produits des processus inflammatoires.

Le lit sur lequel est massé le malade doit avoir une longueur suffisante pour que, les jambes étant en extension sur les cuisses, *les plantes des pieds soient distantes, de deux travers de doigt environ, de la pièce du lit qui en forme le pied.* Cette règle doit être surtout observée dans les cas où l'on doit s'attaquer à la jambe. En effet, il n'est pas rare d'observer de petits lits courts même dans les appartements et les maisons de santé où la place ne fait point défaut. On trouve souvent dans les habitations privées des lits acquis il y a plusieurs dizaines d'années et dont pouvait se contenter une personne qui était alors svelte. Mais avec les années la personne en question a pris de l'embonpoint, et, de plus, la maladie gêne fortement tous les mouvements. Dans des conditions semblables, il est absolument impossible de ne pas se heurter souvent contre le lit. L'acquisition d'un lit plus grand dans lequel le malade n'est plus obligé de contracturer les membres, contribue parfois dans une large mesure à seconder efficacement le traitement par le massage. On a pu s'en convaincre dans des cas d'insomnie et de névralgie du sciatique. Si le malade est étendu sur un divan trop court, on se servira, en guise de rallonge, d'une chaise que l'on placera au pied du divan, et dont on couvrira le siège d'une étoffe épaisse. Cette chaise ne sera pas trop légère, sous peine de voir ses déplacements faciles troubler à tout moment le repos du malade.

Le *lit à massage dont nous nous servons* présente l'avantage considérable de permettre le travail debout et sans se pencher. Il est sur ressorts et rembourré de crin. Sa hauteur est de 77 centimètres, sa longueur de 195 et sa largeur de 65 cm. Il peut être muni de deux tiroirs pour le linge. La hauteur est calculée pour un médecin de taille moyenne ; le lit ne dépassera pas toutefois de beaucoup cette hauteur, sous peine de trop embarrasser l'ascension des personnes gravement malades ou paralysées. Le lit est dépourvu de dossier du côté des pieds ; quant au chevet, il se présente sous forme d'un cylindre. Il est plus commode d'appliquer un coussin sur un cylindre que sur un dossier qui forme un plan incliné. L'oreiller en cuir ne sera pas trop rembourré.

Le médecin se place à droite du malade, comme s'il voulait faire un pas en avant, la face tournée vers le malade. Il touche d'un genou le côté du lit. Si le lit est trop bas pour le médecin (ce qui a toujours lieu quand on a affaire à des enfants), il se tient les jambes un peu plus écartées, éloigné du lit de quelques centimètres de plus. Il agira en sens inverse lorsque le lit est trop élevé pour lui, ce qui est le cas si l'on a à traiter des sujets à parois abdominales épaisses ou chez lesquels il y a météorisme. On peut de la sorte se passer d'un lit; les malades dont la hauteur est variable ne peuvent se départir d'un sentiment de péril sur un lit de cette nature. De plus, il ne faut pas perdre de vue que, chez les médecins qui font beaucoup de massage, le relèvement et l'abaissement du lit font perdre trop de temps.

Le lit est placé près du mur; on aura soin de recouvrir ce dernier d'un tapis, le contact du corps nu avec les papiers peints provoquant une sensation désagréable.

On s'abstiendra de prendre un lit plus large, sous peine de voir le malade se dérober au médecin.

Le travail debout près d'un lit élevé présente l'avantage de permettre au médecin de passer, sans obstacle, du chevet au pied du lit. De plus, sans se déplacer et en se penchant seulement, il est à même de masser aussi bien le côté droit que le côté gauche du malade. Il se place vers le milieu du lit pour le massage du ventre, près du chevet pour le massage de la partie supérieure du corps et, pour celui de la partie inférieure, vers le pied du lit. Dans le massage général où le médecin doit s'attaquer à tout le corps et où le changement de position devient indispensable quand il faut passer de la moitié supérieure du corps à la moitié inférieure, ce changement peut, chez le médecin travaillant debout, avoir lieu d'une manière à peine perceptible pour le malade. Il n'y a pas de va-et-vient ni déplacement des meubles qui se trouvent dans le voisinage.

Si le massage a lieu sur un lit ordinaire ou sur une chaise longue, le médecin travaille sans effort, en s'asseyant. On peut travailler assez commodément toutes les fois que la hauteur du lit ne dépasse pas trop celle du siège occupé par le médecin ou ne lui est pas trop inférieure. Pour éviter le déplacement fréquent de la chaise, on la placera vers le milieu de celui-ci, ou près de la moitié du corps où se trouve la partie sur laquelle se concentre le massage. Il est très incommode, mais c'est inévitable avec des malades traités chez eux, de masser sur un lit dont la hauteur dépasse de beaucoup celle du siège d'une chaise ordinaire. En effet, le lit est alors trop bas pour le massage debout et trop élevé pour le massage assis. Dans le premier cas, le médecin est facilement exposé à attraper un lumbago, dans le second cas les bras ne tardent pas à devenir impotents. Si la chaise longue est plus basse qu'une chaise ordinaire, la façon la plus commode de travailler c'est de poser un genou à terre sur un coussin bien rembourré.

Dans le massage des *membres inférieurs*, l'articulation de la hanche malade est soutenue lorsque le malade est couché sur le côté oposé. Que le malade soit assis ou couché, les articulations du cou-de-pied et du genou sont aussi bien soutenues dans l'un que dans l'autre cas, à cela près que dans la position assise cela se fait plus commodément, le médecin utilisant alors sa cuisse ; c'est sur elle qu'il prend un point d'appui pour la jambe du malade dans le massage du genou. L'articulation du cou-de-pied prend son point d'appui sur une chaise ordinaire rembourrée placée entre la chaise du malade et celle du médecin, le dos tourné latéralement. La chaise n'est-elle pas rembourrée, une étoffe molle pliée en plusieurs doubles est mise dessus, et le tout couvert d'une serviette. Il est de beaucoup plus commode d'employer comme appui une chaise à vis. On peut se servir dans ce but d'un tabouret de piano bien rembourré et sans dos ; si le massage a lieu au domicile du médecin, on aura sous la main une chaise à vis, sans dos, de dimensions déterminées. Ce sera un tabouret de bureau dont la hauteur minima (complètement abaissé) est de 57 centimètres et qui peut sans branler être rehaussé de 10 centimètres. Le diamètre du siège rond est de 37 centimètres. Grâce à ces dimensions, la chaise à vis peut être utilisée comme point d'appui non seulement pour l'articulation du coude-pied, que l'on mettra dessus, mais encore pour celles de la main, du coude et de l'épaule. On l'abaissera tout à fait lorsque l'on veut appuyer le cou-de-pied, on la rehaussera si l'on a affaire à l'articulation carpo-métacarpienne.

L'articulation carpo-métacarpienne prendra un point d'appui *direct ;* dans ce but on la place sur la chaise à vis mise entre la chaise du malade et celle du médecin ; quant aux articulations du coude et de l'épaule, leur point d'appui *indirect* s'obtient en appuyant la main du malade assis sur le siège de la chaise à vis plus ou moins haussée : haussée au maximum pour l'articulation de l'épaule, elle l'est plus ou moins suivant que le médecin se tient debout ou assis. Mais le point d'appui le plus commode pour l'avant-bras dans le traitement de l'articulation de l'épaule, c'est un *tréteau* de 78 centimètres de haut, dont les pieds forment un quadrilatère de 40 centimètres de long sur 28 centimètres de large. De même que le lit à massage et la chaise à vis, le tréteau est bien rembourré ; comme la chaise à vis, le tréteau est couvert de cuir, tandis que le lit à massage est tendu d'étoffe pour qu'il ne provoque pas au toucher la sensation de froid.

Une chaise à vis fait-elle défaut, le genou du médecin assis sert de point d'appui pour les doigts du malade également assis ; pour l'articulation du coude et celle de l'épaule, le genou du malade assis : c'est sur le genou qu'il place la main du même côté ; on peut aussi se servir dans le même but d'une table solide ou de la main du médecin restée libre. Pour ce qui est spécialement de l'articulation de l'épaule, toutes les fois que les mouvements d'élévation plus ou moins accusée sont possibles, ce point d'appui sera fourni par l'épaule de nom inverse du médecin, assis plus ou moins vis-à-vis du malade : ainsi, pour l'épaule droite, la main du malade sera placée sur l'épaule gauche du médecin. On fera toujours attention à ce que, au cours du massage de l'épaule, la main homonyme du malade ne soit pas obligée, pour ne pas glisser en bas, de se cramponner au meuble qui sert de point d'appui ; on ne prendra donc jamais comme point d'appui le dos d'une chaise.

Le point d'appui pour les membres supérieurs est-il constitué par un tréteau ou une chaise à vis, le malade est alors toujours assis, tandis que le médecin se tient debout quand il se sert d'un tréteau. Si c'est une chaise à vis, le médecin est assis pendant le massage des doigts, de l'articulation carpo-métacarpienne et de l'avant-bras. En cas de massage du coude, le médecin se tient debout ou est assis; pour qu'il ne soit pas obligé de se pencher, la chaise à vis sera haussée plus ou moins; la main seule est soutenue, tandis que le coude resté libre est accessible de tous les côtés.

S'il n'y a aucun meuble qui puisse servir de point d'appui pour les membres supérieurs, le médecin pratiquera le massage d'une seule main, tandis que l'autre sera utilisée pour soutenir la main du malade. Il saisira les doigts sains lorsqu'il faut masser un doigt malade, et la main tout entière en cas de massage de l'articulation carpo-métacarpienne, de l'avant-bras, de l'articulation du coude et du bras. L'appui donné par une main est plus sûr, lorsque le médecin travaille de haut en bas; aussi *se tiendra-t-il debout*, tandis que le malade sera assis : il aura alors moins d'effort à déployer. Cela s'applique surtout au massage de l'épaule; pour ce qui est du massage du coude, de la main et des doigts, il est loisible au médecin de se tenir debout ou assis.

Pendant le massage de la tête, de la face, du cou ou de la nuque, le malade est assis sur une chaise avec un dos lisse pas trop élevé (ne dépassant point les épines des omoplates). En l'absence d'une chaise avec un dos bas, le malade s'assied de côté sur la chaise. Le médecin se tient-il en arrière du malade, l'occiput de celui-ci, suivant qu'il est de taille plus ou moins élevée, s'appuie contre la paroi antérieure du thorax ou de l'abdomen. Si le médecin se tient à côté du malade ou lui fait face, s'il ne travaille que d'une main, il utilise alors la main libre pour soutenir l'occiput : de la sorte, on prévient la contraction des muscles du cou et de la nuque.

Le dos de la chaise, de même que la chaise à vis et le tréteau sont couverts d'une serviette pas trop longue et, partant, ne glissant pas facilement. On n'omettra jamais de les couvrir d'une serviette, et cela non seulement pour cause de propreté, mais aussi parce que la partie à masser est mieux fixée sur une serviette.

Si l'on manque de place, on peut se passer complètement de chaises pour le massage des membres supérieurs ; le médecin et le malade se tiennent debout, et c'est la main libre du médecin qui sert de soutien. Si l'on a affaire à l'articulation du cou-de-pied, on laisse alors de côté la chaise sur laquelle on place ordinairement la jambe : si le médecin ne travaille que d'une main, le malade pose la plante du pied sur la cuisse, près du genou du médecin, lequel, de sa main libre, maintient le pied en cas de massage bi-manuel ; le pied est maintenu grâce aux pressions complémentaires et alternatives exercées par les mains qui massent.

Le médecin et le malade ne doivent se servir que de chaises solides, sans bras. On s'abstiendra de l'emploi des chaises cannées légères, et cela à cause de leur fragilité plus grande et, partant, du manque de sûreté qui en résulte. Le médecin ne peut utiliser les chaises lourdes ; en effet pendant les séances il est nécessaire d'être à même de les déplacer rapidement, sans effort et sans suspendre le massage. Quant aux efforts involontaires accomplis par le malade pour reculer devant la main qui masse et pour déplacer, au moment de s'asseoir, la chaise en arrière ou latéralement et, par conséquent, lui faire occuper une position impropre, le médecin s'y oppose en faisant asseoir le malade le premier. La main du médecin appliquée sur le dos de la chaise, ne permet pas au malade *de déplacer la chaise avant de l'occuper*. Pour ce qui est du *recul* de la chaise juste au moment où le malade *y prend place*, ce qui est presque toujours le cas lorsque l'on a à masser les articulations du cou-de-pied et du genou, le médecin s'y oppose en insinuant, un moment avant que le malade s'assoye, la pointe du pied droit derrière le pied gauche antérieur de la chaise du malade et en ne prenant lui-même place qu'après que le malade est déjà assis. On peut aussi appuyer le dos de la chaise du malade contre un objet immobile pas trop élevé, le mieux contre un divan ; on ne mettra pas toutefois la chaise contre le mur, sous peine de se heurter contre celui-ci dès que l'on fait des mouvements plus étendus. Il en est tout autrement en ce qui concerne la chaise du médecin : elle doit être placée de manière à permettre, sans aucun effort, des déplacements dans toutes les directions.

C'est la position principale du malade qui commande la *position des diverses parties du corps*. Ici aussi, le problème principal à résoudre, c'est que la partie correspondante du corps soit plus ou moins fixée par la pesanteur seule et qu'elle soit bien accessible. Nous aurons donc à prendre en considération *toutes les positions* dans lesquelles la partie correspondante est accessible, car il faut les utiliser *toutes*. C'est tantôt au cours *d'une seule et même séance* et tantôt dans *différentes séances* que nous varions la position de la partie atteinte ; nous obtenons de la sorte un *plus grand nombre de points d'attaque*, et en même temps nous rendons le travail plus varié.

Le malade étant *couché*, il restera, pour le massage de la *tête*, une partie de la séance en position dorsale, une autre partie en position abdominale et enfin à demi-couché. Dans les positions dorsale et abdominale, l'occiput, ou le front repose sur un coussin pas trop rembourré. S'il s'agit du massage du *cou* et de la *nuque*, le malade occupera les mêmes positions que précédemment, à cela près que la partie principale de la séance correspond à la position à demi-couchée. Les *extrémités supérieures* seront massées en positions dorsale, latérale (le malade est couché sur le côté sain) et à demi-couchée, le *thorax* en positions dorsale. abdominale, latérale et à demi-couchée, l'*abdomen* en positions dorsale,latérale et génu-pectorale.Pour ce qui est spécialement de l'abdomen,la question de savoir si le traitement sera pratiqué le malade occupant *toutes* les positions sus-énumérées, dépend essentiellement de l'opiniâtreté du cas, du degré de réaction au traitement e de la durée de la séance. Ainsi, en cas de constipation rebelle, nous avons recours même à la position génu-pectorale assez incommode : les pressions et le pétrissage avec les paumes des mains sont pratiqués sur la paroi antérieure de l'abdomen tournée en bas (1). C'est pour les mêmes raisons que, *dans le massage de l'abdomen, nous varions la position des jambes*, en les tenant tantôt étendues tout à fait horizontalement, tantôt plus ou moins élevées et reposant sur un ou deux coussins : grâce à ce changement de position des jambes, divers segments gastro-intestinaux plus ou moins profondément situés deviennent accessibles aux mains qui exécutent les manipulations. Quant à la *flexion des genoux* en cas de massage abdominal, le sujet occupant la position dorsale, on s'en abstiendra en raison de la tension des muscles abdominaux nécessaire pour maintenir les jambes sous un certain angle. Le malade étant en position abdominale, la région anale est relâchée lorsque les jambes sont écartées et que les gros orteils regardent l'un vers l'autre.

Le *dos* est massé en positions abdominale et latérale. Pour ce qui est des *membres inférieurs*, *l'articulation de la hanche* est traitée le malade étant couché sur le côté sain, le genou légèrement fléchi ; la jambe garde cette position grâce à la pesanteur seule ; ce n'est que pendant une *petite fraction* de la séance que le malade occupe les positions abdominale et dorsale. L'*articulation du genou* est massée le malade étant en position dorsale aussi bien qu'en position abdominale, les jambes un peu écartées ; le massage de *l'articulation du cou-de-pied* a lieu en position dorsale, en léger équinisme, par suite de la pesanteur des pieds ; on procède au traitement du *membre inférieur tout entier* en positions dorsale, latérale (sur le côté sain) et abdominale. C'est dans cette position que sont massés les points d'insertion du tendon d'Achille et le talon. Le malade est déplacé vers le pied du lit, jusqu'à ce que le pied malade le dépasse et devienne accessible de tous côtés. La même position est indiquée pour le mas-

(1) Zabludowski, Zur Technik der Massage, v. Langenbeck's *Archiv*, Bd. XLI, Heft 2.

sage de la plante du pied (cas de pied plat enflammé); le médecin se place au pied du lit la face tournée vers le chevet. Le massage de la plante du pied est aussi pratiqué le malade occupant la position dorsale : le talon est alors dans le même plan que le bord inférieur du lit, tandis que le métatarse et les orteils le dépassent et sont accessibles de tous côtés.

Quelle que soit la position occupée par le malade, que ce soit la position abdominale, dorsale ou latérale, on fera toujours attention à ce que *le malade ne soit pas couché tordu autour de son axe longitudinal.* A moins que l'on ait justement affaire à des processus locaux, les articulations de l'épaule et de la hanche seront dans le même plan horizontal.

Le malade étant *assis*, les bras seront appliqués contre le thorax et les mains reposeront sur la cuisse lorsque l'on fait le massage de la *tête*, du *cou* et de la *nuque*. Dans le massage des *membres supérieurs*, le bras malade est maintenu sous un angle plus ou moins aigu avec le thorax, la main appuyée est, pendant la séance, plutôt en pronation qu'en supination, le thorax contre lequel est appliqué le bras sain est complètement vertical. On s'oppose en partie au recul de l'épaule malade en plaçant le sujet de côté sur une chaise avec dossier contre lequel est appliqué le bras sain ; dans les cas où des mouvements plus étendus sont nécessaires, le malade est placé sur une chaise à vis : le médecin s'oppose au mouvement de recul de l'épaule atteinte en la maintenant d'une main par en haut.

En cas de massage des *membres inférieurs*, le membre sain repose sur le sol, la jambe et le pied fléchis à angle droit.

Le malade se tenant *debout* dans la partie la moins encombrée de la chambre, il devient possible de soumettre, sans rencontrer d'obstacle, les *membres supérieurs* au massage ; quant aux *membres inférieurs*, le malade se cramponnant des deux mains à un objet immobile, par exemple à une table ou à une armoire bien solide, le médecin est à même de procéder, sur le membre malade, aux manipulations de massage associées à des mouvements passifs.

En prenant les mesures nécessaires il devient possible, dans des circonstances difficiles, de faire masser simultanément, dans un petit local, plusieurs malades par plusieurs médecins ; cela n'est pas à dédaigner pour la chirurgie en temps de guerre.

Si l'on dispose d'un lit à massage convenable, c'est sur lui que les *petits enfants* seront soumis aux manipulations. S'ils occupent une position à demi-couchée, la personne qui les accompagne les soutiendra alors. En l'absence d'un lit à massage, les petits enfants atteints de paralysie infantile, de maladie de Little, de constipation, de torticolis seront massés sur les genoux des personnes qui les ont apportés. Il en est de même des enfants âgés de plus de deux ans qui sont incapables de marcher par suite de déformations congénitales, telles que pied varus, pied valgus ; dans ces cas nous réduisons le pied pendant la séance de massage. Grâce à ces réductions répétées à des intervalles réguliers, l'articulation est conservée dans les meilleures conditions pendant un temps prolongé, d'où possibilité d'appliquer avec succès des attelles dès que l'enfant aura atteint l'âge convenable, à partir de deux ans environ. Vu les surfaces peu étendues que nous présentent les enfants, nous ne travaillons ordinairement que d'une seule main, l'autre main étant utilisée comme moyen de soutien.

7. — Position du médecin par rapport au malade.

Nous venons de voir que les positions respectives du médecin et du malade sont essentiellement commandées par la nécessité de fixer la partie à masser ; mais il existe en outre, pour ainsi dire, des *raisons d'opportunité* qui régissent, au cours de la séance de massage, la *position du médecin par rapport au malade*. Il faut prendre en considération que les manipulations sont mieux tolérées lorsque, au cours du massage de la tête, de la face, du cou, de l'épaule, le médecin se tient relativement peu de temps juste en face du malade. Celui-ci ne se sent pas alors gêné ; de plus, les genoux et les pieds du malade ne se heurtent pas contre ceux du médecin. Aussi *le médecin se tiendra-t-il*, pendant la plus grande partie de la séance, *debout derrière le malade*. Dans le massage des bras et des cuisses, le médecin sera, pendant la plus grande partie de la séance, debout ou assis *à côté du malade*. En cas de massage des jambes, des pieds et des mains, le médecin est toujours à une certaine distance de la face du malade : aussi est-il indifférent qu'il se place vis-à-vis de lui ou à côté. Mais quelque commode que soit pour le malade la position occupée par le médecin, celui-ci ne la gardera pas pendant un laps de temps trop long. Nous avons à tenir compte de ce fait qu'*un grand nombre de personnes qui se soumettent à la massothérapie sont des nerveux*. Que le massage soit continué pendant dix minutes dans la même position, les neurasthéniques manifestent déjà des signes d'impatience, ils deviennent inquiets.

8. — Ordre de succession des différentes parties du corps.

Voici les règles fondamentales *quant à l'ordre dans lequel les différentes parties du corps sont soumises au massage :*

1. — Nous commençons par la partie du corps qui est non seulement le siège des lésions anatomiques, mais aussi le point de départ des souffrances du malade. Nous *concentrons* l'effet en prêtant à cette partie l'attention la plus soutenue.

2. — C'est dans le même but que, dans les cas où nous ne réussissons pas à découvrir une base anatomique à l'affection, nous commençons par l'endroit qui est considéré par le malade comme le point de départ de ses souffrances.

3. — Dans les cas où, en l'absence de toute lésion anatomique, les souffrances du malade ne sont pas limitées à une région déterminée *et où un traitement local a été déjà essayé à plusieurs reprises*, nous soumettons aux manipulations les points où nous découvrons de nouveaux signes morbides objectifs que nous pouvons mettre en relation causale avec l'affection. C'est ainsi que, en cas de migraine, nous procédons tout d'abord au massage abdominal lorsque nous nous assurons de l'existence simultanée d'une atonie ou d'une contraction spasmodique de l'intestin qui survient rapidement et s'accompagne de coprostase. Les altérations récemment découvertes n'ont pas encore acquis ordinairement le droit de cité des lésions anciennes et, par suite, elles sont moins rebelles au traitement.

4. — Si les méthodes exposées ci-dessus échouent, nous avons à nous rappeler que tout ce qui, au point de vue anatomo-pathologique, est anormal, ne doit pas forcément l'être au point de vue clinique. Les opérations chirurgicales ne nous enseignent-elles pas tous les jours que l'extirpation des produits pathologiques n'exerce souvent aucune influence sur le processus morbide ? Nous savons en outre que la présence de lésions anatomopathologiques ne donne souvent par elle-même naissance à aucun malaise, et qu'à la présence de ces altérations ne s'associent des troubles que du moment où elles sont perçues par la conscience, c'est-à-dire quand l'attention du malade est attirée sur elles. Et il est à remarquer que ce dernier phénomène n'a pas lieu chez les hypocondriaques seulement, mais aussi chez bien d'autres malades.

C'est dans des cas semblables que le *traitement symptomatique* acquiert de la valeur. Ainsi les coccygodynies sont traitées avec succès à l'aide des tapotements dans la région sacro-coccygienne, qu'il soit ou non possible de remédier aux déviations ou flexions utérines concomitantes ; il peut y avoir des guérisons, quoiqu'elles n'existent pas au sens anatomique de ce mot.

5. — Dans les affections qui sont attribuables à des *auto-suggestions* ou à des suggestions reliées à des représentations déterminées régnant à certains moments et dans certains cercles, nous appliquons nos manipulations aux points qui, d'après les *opinions qui ont cours*, sont considérés comme le siège de l'affection. Nous nous laissons aller ici au courant et nous tirons profit des *suggestions générales* préexistantes. Nous dévions la *suggestion déjà faite* vers les voies qui nous mènent le plus rapidement au but. Une fois que le malade s'est assuré qu'il est à même d'accomplir le mouvement qu'il veut, le charme est rompu et, grâce à l'exercice ultérieur, l'énergie, affaiblie

jusqu'alors en raison de l'inaction, se manifeste de plus en plus efficacement. Ainsi, dans des cas de neurasthénie sexuelle, nous obtenons des résultats positifs par le massage dont les effets sont limités à la colonne vertébrale. Nous atténuons avec ce massage l'*irritation spinale*, qui constitue une des causes *traditionnelles* des processus morbides se passant dans la sphère génitale. L'amélioration survient dès que le malade, qui avait présenté à la colonne vertébrale une sensibilité exquise aux manipulations de massage, a perdu cette hyperesthésie au cours du traitement.

6. — Nous faisons, entre autres choses, attention à ce que *les changements de position du malade soient limités au plus strict nécessaire.* D'une part, ces changements tourmentent le malade ; d'autre part, par les pauses qui en résultent, ils entravent la continuité du travail. Aussi lorsque le malade est en position dorsale, pratiquons-nous, l'une après l'autre, toutes les manœuvres auxquelles on peut procéder sur la partie antérieure du corps. Il en est de même quand le malade occupe une autre position quelconque, par exemple la position latérale.

7. — Pour des *raisons d'opportunité*, c'est seulement en tout dernier lieu que nous procédons au massage des parties du corps dont le traitement doit, pour cause de propreté, être suivi d'un lavage. Le massage de la face précédera donc celui du périnée, du scrotum ou de la prostate. Quant aux fesses et au pénis, à moins qu'il s'agisse spécialement d'affections locales, sciatique ou rétractions cicatricielles, ils constituent des *noli me tangere* pour toutes les manipulations de massage : celles-ci *n'ont nullement pour but de servir d'aphrodisiaques.* L'érection qui survient parfois en raison des effets lointains des excitations périphériques énergiques, telles que flagellations, — nous la combattons à l'aide de quelques manipulations plus énergiques pratiquées aux endroits très sensibles, par exemple à l'aide de tapotements aux faces internes des cuisses. C'est pour la même raison que nous ne soumettons pas les mamelles au massage, à moins d'indication directe, par exemple, en cas de glandes mammaires insuffisamment développées pour provoquer la sécrétion (période post-puerpérale).

8. — L'ordre de succession est enfin réglé de façon à ne pas trop élever par nos manipulations la *pression sanguine*, surtout en cas d'artériosclérose. C'est ainsi que nous ne commençons par le massage abdominal dans aucun des cas où une excitation mécanique ou thermique peu accusée suffit pour provoquer la contraction énergique des muscles abdominaux. Nous ne commençons pas non plus par le massage abdominal dans les cas où l'abdomen est très tendu, par suite de l'accumulation de gaz et d'aliments dans le tractus gastro-intestinal ou de la présence de liquide dans la cavité abdominale.

9. — Ordre de succession pour les diverses manipulations.

Pour ce qui est de l'*ordre dans lequel les diverses manipulations se succèdent*, nous avons à distinguer, d'une part, les cas avec phénomènes douloureux d'avec ceux où ce sont nos manipulations qui provoquent les douleurs, et, d'autre part, les cas non douloureux où nos manœuvres loin de causer des douleurs, donnent naissance à la sensation d'euphorie.

Les cas douloureux sont principalement du domaine de la chirurgie ; dans ces cas les manœuvres sont pour la plupart limitées à des endroits circonscrits.

Les cas non douloureux sont, au contraire, du domaine de la pathologie interne et de la neurologie comprenant les affections nerveuses, principalement les affections hystériques et neurasthéniques. Il s'agit surtout de massage général intéressant la totalité ou la majeure partie du corps.

Indiquons immédiatement que dans les cas où l'on a affaire à des troubles généraux de la nutrition et de la circulation s'accompagnant ordinairement de phénomènes dyspeptiques, nous nous tenons, pour *toute la durée* du traitement, à un *certain ordre de succession* des différentes parties du corps à masser. Le malade s'accoutume plus facilement au traitement; il est plus calme lorsqu'il est sûr que rien d'inattendu ne le menace. Toute la séance ne tarde pas à se passer sans accroc et tranquillement, le malade sachant bien d'avance de quelle manière il doit se comporter. Il facilite le travail du médecin en prenant une position commode pour celui-ci sans qu'il soit nécessaire de l'y inviter. Les mots d'ordre deviennent alors superflus, le malade apprenant bientôt à interpréter d'une façon juste un léger attouchement, une pression dans un sens ou dans l'autre et accomplissant les changements de position et les mouvements tout à fait en conformité avec les intentions du médecin.

Il en est tout autrement en cas de manipulations causant de la douleur. Ici se pose ce problème : comment faut-il s'y prendre pour combattre les contractions, en partie d'ordre réflexe comme la réaction provoquée par l'excitation déjà existante, en partie volontaires, dont le malade se sert comme moyen de défense contre les manipulations douloureuses qui l'attendent. Nous nous abstenons, dans des cas semblables, de toute manipulation douloureuse pendant les premières séances. Le malade se convainc de la sorte que les manipulations de massage ne sont pas forcément douloureuses. Cela lui donne du cœur pour se préparer à un traitement régulier pendant un laps de temps déterminé. Dès que nous avons à exécuter une manœuvre douloureuse, nous en prévenons le malade en ces termes : « voici venir une manipulation douloureuse, il faut s'attendre à une aggravation passagère, ou à une exacerbation transitoire de la tuméfaction et de la douleur ». Le malade n'a pas encore le temps de se rendre un compte exact de l'avertissement du médecin, que la manipulation douloureuse est déjà mise en train. Un avertissement pareil accapare, *pour quelques moments*, l'attention tout entière du malade, il exerce une action inhibitrice sur les contractions musculaires et contractures articulaires, et cela juste au moment où le mouvement forcé est pratiqué. Cette manière d'agir exerce encore un effet calmant sur le malade en tant qu'il sait maintenant d'une manière sûre et certaine, que le médecin ne perd jamais de vue le but à atteindre et que l'aggravation survenue n'est nullement due au hasard, mais constitue une nécessité inéluctable. C'est *à la fin* de la séance que sera pratiquée pour la première fois une manipulation douloureuse ; on procède de la sorte dans le but d'être à même de laisser immédiatement en repos le membre ayant subi un traumatisme (rupture des adhérences) ; de plus, le malade n'est alors pas tourmenté par la crainte d'une manipulation douloureuse ultérieure.

Les mouvements passifs douloureux ne seront jamais répétés avant la disparition plus ou moins complète de la réaction provoquée par le premier mouvement forcé ; aussi calmons-nous le malade en lui affirmant catégoriquement qu'aucune douleur ne le menace dans les séances les plus proches, et que, en général, il n'a pas à craindre de ressentir jamais une douleur aussi violente que celle qui vient de lui arriver. Dès que la réaction s'est évanouie, nous intercalons le mouvement passif forcé redevenu nécessaire pour prévenir l'apparition de nouvelles adhérences, *dès le début* de la séance, avant que le malade ait eu le temps de s'inquiéter. Nous laissons alors de côté toutes les autres manipulations en nous bornant, dans cette séance, à la manœuvre douloureuse seule. Une troisième manipulation douloureuse est-elle devenue indispensable, nous attendons quelques jours et nous l'exécutons *en position inaccoutumée*, à un moment où le malade s'y attend le moins et où, par suite, les muscles ne sont point contracturés. Pour détourner l'attention du malade, on peut aussi lui poser une question dont la réponse exige un petit effort de mémoire. Le troisième mouvement forcé ne constitue pas à lui seul toute la séance : on y exécute aussi des manipulations non douloureuses. D'une part, le malade a déjà acquis la certitude que, dans une seule et même séance, nous ne procédons point à plusieurs manœuvres douloureuses ; d'autre part, par suite de la répétition du mouvement douloureux, la douleur causée par lui a beaucoup diminué d'intensité, car à présent il ne s'agit plus de rompre des adhérences résistantes, mais seulement de s'opposer à la formation de nouvelles adhérences.

Quant à l'ordre de succession des manipulations de massage dans le sens étroit du mot, nous avons à nous rendre compte si nous nous bornons aux manipulations de friction seules, comme c'est le cas pour les entorses, les exsudats et les transudats des articulations ; ou s'il nous faut avoir recours, dans une seule et même séance, aux manipulations de secousse et de friction, comme par exemple en cas de reliquats de phlegmons aux membres supérieurs, lorsqu'il s'agit de plaies incisées et incomplètement cicatrisées. Dans ces cas, nous commençons par les manipulations de secousse (pressions intermittentes, tapotements, secouements) qui n'exigent point de lubrification de la peau. C'est seulement après que nous procédons au pétrissage, au massage à friction, etc. Les premières manipulations, aussi bien que les secondes, sont pratiquées en laissant de côté tous les endroits ulcérés. Le cas échéant, nous appliquons sur les parties lésées de la peau un morceau de gaze stérilisée que nous maintenons de la main gauche, tandis que nous travaillons avec la main droite. De la sorte, nous nous mettons aussi à l'abri contre le glissement des doigts et de la main sur des surfaces cutanées couvertes de graisse.

En règle générale, *nous ne nous contentons point des manipulations de secousse seules*. Ainsi, le traitement de la névralgie du sciatique dans le stade de déclin est constitué comme suit : *d'abord*, tapotements avec le poing incomplètement serré, ensuite avec le poing serré, le long de la cuisse en flexion légère dans l'articulation du genou ; ces tapotements sont pratiqués sur une ligne allant du creux du jarret à la grande échancrure ischiatique. On procède alors à des secouements avec les pouces dirigés l'un vers l'autre, après quoi on exerce des pressions ; c'est seulement alors que les doigts sont graissés. La séance est *terminée* par le pétrissage, le massage à friction et les effleurages. *Aux manipulations de massage proprement dit font suite les mouvements passifs* (élongation non sanglante du sciatique à l'aide d'un mouvement de bascule), puis les *mouvements activo-passifs* (ceux avec résistance à vaincre, mouvements auxiliaires) et enfin les *mouvements libres actifs*, pour nous débarrasser des contractures musculaires autour de l'articulation de la hanche et nous opposer, le cas échéant, à la scoliose (sciatique avec scoliose).

Dans les cas où nous ne pratiquons que les manipulations *de friction*, *nous procédons en premier lieu au massage à friction* : ici nous sommes absolument maîtres d'exercer une action légère ou violente. L'énergie avec laquelle nous manœuvrons, nous la faisons croître d'abord lentement, puis rapidement, mais nous ne nous arrêtons point au beau milieu des manipulations intenses et rapides. Nous *terminons* par quelques effleurages, 3-4 traits, en diminuant de plus en plus la force de pression. Suivant que les mouvements auxiliaires sont douloureux ou ne le sont pas, ils sont intercalés entre les manipulations de massage proprement dit ou leur font suite, comme c'est le cas pour les mouvements actifs. Chez les sujets non couchés au lit, les mouvements actifs sont pratiqués même après que tous les vêtements, à l'exception du veston chez l'homme ou du corsage et de la jupe chez la femme, ont été remis. En effet, le caleçon n'entrave en rien les mouvements de la femme, tandis que la jupe, surtout si elle est longue, contrarie les mouvements des membres inférieurs; de plus, le contrôle des mouvements est rendu plus difficile.

En cas de *massage général*, nous *commençons* avec les manipulations de friction plus douces, après quoi nous exécutons alternativement les manipulations de secousse et celles de friction. Les manipulations de massage proprement dit terminées, nous faisons faire alors des mouvements avec résistance au tronc aussi bien qu'aux membres supérieurs et inférieurs, enfin quelques mouvements servant d'exercice spécial pour les muscles abdominaux. Ces derniers consistent, entre autres, en élévation des membres inférieurs étendus ou du tronc; de plus, le malade passe de la position dorsale à la position à demi-assise. L'exécution de ces mouvements est notablement facilitée si, au moment où les jambes sont élevées, nous exerçons, avec la main y appliquée, une pression de haut en bas sur une épaule; le même effet est produit si, au moment où le malade passe de la position dorsale à la position à demi-assise, nous fixons avec les deux mains la cuisse, et, comme pour l'épaule, exerçons sur elle une pression de haut en bas. Les mouvements des membres inférieurs consistent en adduction et abduction des jambes en flexion aussi bien qu'en extension sur la cuisse, le médecin s'opposant au mouvement,ou bien en extension ou flexion du genou, du cou-de-pied, toujours avec résistance du côté du médecin. Nous exerçons une influence considérable sur la paroi abdominale en faisant contracter énergiquement les muscles abdominaux pendant l'inspiration et les relâcher pendant l'expiration. Le malade soulève de la même manière, l'une après l'autre, les deux mains du médecin placées, des deux côtés de l'ombilic, l'une longitudinalement, l'autre transversalement, dans le but d'opposer une résistance aux mouvements de la paroi abdominale.

Au cours de tous ces mouvements exécutés dans le massage général, le malade ne portera qu'une camisole ou une flanelle.

10. — Mesures a prendre pour éviter la douleur au cours des séances de massage.

Exécutées selon les règles de l'art, les manipulations de massage proprement dit ne sont pas ordinairement douloureuses. Seuls les tapotements pratiqués avec dépense considérable de force, causent inévitablement de la douleur. Cela est vrai surtout dans les cas où il faut exercer une action en profondeur à travers une couche musculaire épaisse, par exemple en cas de sciatique, pour les tapotements dans la région fessière. Les douleurs sont inévitables au moment où sont exécutés les mouvements forcés passifs. En posant avec précision les indications du massage, on peut souvent exclure à l'avance les manipulations douloureuses. C'est ainsi que nous n'essayons même pas de rendre la mobilité complète aux articulations oblitérées, c'est-à-dire, où le processus atrophique a eu pour résultat la disparition presque totale de la synovie. En ne faisant pas attention aux douleurs violentes, nous sommes, il est vrai, à même d'exécuter des mouvements passifs étendus ; mais leur valeur au point de vue de l'aptitude fonctionnelle de l'articulation reste minime. La raison en est que, après cessation du traitement, le malade n'exécutera pas de mouvements actifs dans des articulations où, à chaque mouvement, il lui faut venir à bout des frottements et où, par conséquent, la douleur naît forcément. La volonté est ordinairement impuissante à vaincre ces résistances ; tout au contraire, des mouvements semblables seront soigneusement évités. C'est pour la même raison que nous renonçons à mobiliser des articulations *raides* ; si une arthrite blennorrhagique grave est guérie déjà depuis plusieurs mois ; l'articulation est, en effet, alors irréparablement compromise. En agissant de la sorte, nous ne nous exposons pas non plus au danger de rallumer les processus bacillaires latents.

En saisissant à pleine main l'articulation que nous mobilisons, nous percevons, pendant la séance de massage, de nombreux *bruits palpatoires*. Ces bruits déterminent souvent notre manière d'agir quant à la mobilisation des articulations ; en même temps, ils nous mettent à même d'interrompre à temps des manipulations douloureuses. Les perceptions obtenues grâce à la palpation, les bruits ainsi que les tensions musculaires, nous permettent aussi de nous rendre mieux compte des qualités morales du malade.

Dans les cas où l'invalidité peut fournir au malade quelques avantages matériels, nous ne tardons pas à nous apercevoir s'il *veut bien guérir* et, par suite, si nous pouvons compter sur sa collaboration pour mener le traitement à bonne fin. Dans bon nombre de cas nous ne tardons point à nous convaincre que c'est peine perdue que de continuer, et que nous n'arriverions qu'à enfler les frais d'indemnité par les frais de traitement.

Nous divisons les bruits en *gros* et *fins*, lesquels se subdivisent à leur tour en *égaux* et *inégaux*.

Dans la pratique, il est vrai, il n'est pas toujours possible de se tenir strictement à cette division des bruits ; néanmoins nous voudrions que la valeur diagnostique de ces bruits fût mieux appréciée.

Les gros bruits inégaux ne prennent naissance que dans les articulations. En cas d'arthrite déformante ou de processus blennorrhagiques guéris qui n'ont amené aucune raideur, nous entendons assez souvent des craquements comme si l'on broyait dans l'articulation du sable ou du verre en grande quantité. Ces bruits, de par leur caractère, mériteraient encore d'être qualifiés de secs, tandis que ceux perçus au cours du rhumatisme chronique devraient être qualifiés d'humides. Des bruits plus égaux surviennent dans les articulations à la suite d'arthrites traumatiques ayant eu pour résultat l'*oblitération* de l'articulation. Le bruit perçu est identique à celui que nous donne la compression d'une boule de neige. Ces cas sont désignés comme arthrites crépitantes toutes les fois que les phénomènes morbides sont plus accusés.

Les bruits fins ne sont point limités aux articulations. Nous les divisons aussi en égaux qui donnent l'impression de crin froissé (on les rencontre dans la tendovaginite crépitante), et en bruits inégaux qui ressemblent aux *râles sous-crépitants* que l'on entend au cours des processus destructifs des poumons. Les bruits fins inégaux sont perçus en cas de processus destructifs des os. Les bruits n'apparaissent que pour *un moment* quand l'articulation correspondante est mobilisée, ou encore lorsque des os parallèles sont déplacés dans des sens opposés, par exemple lorsque le bord interne du pied est relevé et qu'en même temps, le bord externe est abaissé. ou inversement. Ce sont ces cas qui sont désignés sous le nom de *carie sèche*.

Par leur *intensité moindre*, ces bruits se distinguent de ceux qui sont caractéristiques pour les *fractures* et les *pseudarthroses*. Se distinguent par leur inégalité moins accusée et par leur *persistance pendant toute la durée du mouvement*, les bruits qui, au cours d'un mouvement passif forcé, sont engendrés par la rupture des dépôts fibrineux articulaires, et cela pas trop longtemps (en tout cas, pas plus de quelques mois) après immobilisation des articulations consécutive à un traumatisme.

Si nous avons affaire aux gros bruits inégaux, nous n'avons recours qu'à des mouvements peu énergiques. Ce que l'on peut obtenir, nous tâchons d'y arriver à l'aide de mouvements actifs, libres, exécutés par le malade à des heures déterminées de la journée. Le malade apprend à vaincre une partie des inconvénients qui se présentent au cours des mouvements, et la capacité fonctionnelle s'élève. Nous évitons l'exécution des mouvements énergiques pour nous mettre, autant que possible, à l'abri des *ruptures des franges synoviales* et des phénomènes d'irritation provoqués à leur suite, phénomènes pouvant s'exaspérer jusqu'à simuler ceux d'un corps mobile intra-articulaire étranglé. Nous agissons ainsi même dans des cas où le processus blennorrhagique semble tout à fait guéri. Nous ignorons pendant combien de temps les microorganismes pathogènes et leurs produits conservent leur vitalité, et nous avons pu nous convaincre que des manipulations intempestives avaient provoqué la reviviscence d'une inflammation déjà éteinte.

Toutes les fois qu'il y a de gros bruits égaux (articulation oblitérée), nous renonçons à toute tentative de mobilisation devenue inutile. Si les bruits sont plus fins, nous nous bornons aux manipulations de friction, et nous obtenons de la sorte la résorption plus active des produits inflammatoires. Ici, en cas de cellulite péri-tendineuse, le processus est dû, dans la majorité des cas, à des mouvements forcés (torsion du linge, etc.), et les mouvements ne produiraient qu'un effet négatif. Les bruits sous-crépitants nous font assez souvent découvrir la *nature tuberculeuse* du processus. Ils nous donnent en même temps une *contre-indication du massage*. Des bruits semblables surviennent parfois au cours de l'ostéochondrite d'origine spécifique. Le massage ne reprend ses droits qu'en ce qui concerne le traitement des lésions consécutives, telles que atrophie musculaire, mobilité amoindrie dans les articulations du voisinage. Le bruit que nous percevons en rompant les adhérences fibrineuses (ce bruit ressemble à celui produit par de l'étoffe de soie déchirée) peut être mis à profit au point de vue du pronostic : il rend probable le retour complet à l'état normal, et cela malgré que ces ruptures s'accompagnent parfois de réaction violente, de signes d'une inflammation récente, à savoir, rougeur, chaleur, tuméfaction, douleur.

En appréciant la valeur des bruits, nous ne devons en aucun cas perdre de vue que des bruits de diverses natures sont engendrés aussi dans des articulations en l'absence même de tout trouble sensitif ou moteur. Aussi les bruits n'acquièrent-ils de l'importance qu'en regard des symptômes concomitants.

Dans quelques cas les bruits palpatoires sont associés à des bruits acoustiques : ce sont ces derniers qui gênent le malade. Tel est le claquement dans l'articulation temporo-maxillaire qui survient, dans la majorité des cas, chez les cantatrices au moment où elles ouvrent la bouche. Ce claquement rappelle les phénomènes sonores qui sont perçus quand on retire le petit doigt du col d'un petit flacon rempli de liquide. Si, sous l'influence des manœuvres (secouements, pointillé), l'articulation devient moins lâche, le son devient plus grave. Les phénomènes sonores perçus dans l'« articulation musicale » doivent être rangés dans la même catégorie. Nous les avons perçus, à plusieurs reprises, dans l'articulation de l'épaule d'un homme de 40 ans, bien portant sous tous les autres rapports. En exécutant certains mouvements des bras, il pouvait à volonté faire naître dans l'articulation de l'épaule des sons de hauteur variée et bien déterminée. Ce phénomène acoustique ressemble à celui que bon nombre de personnes peuvent faire naître aux muscles péroniers : en contractant ces muscles, ils font entendre un claquement dû à la sortie brusque des tendons correspondants hors des coulisses où ils sont logés. Les bruits palpatoires sont encore associés aux bruits acoustiques dans les articulations des doigts chez certains neurasthéniques (claquement articulaire). Comme signe de la neurasthénie, le claquement s'atténue ou même disparaît complètement parallèlement avec les autres symptômes morbides de cette affection. Ainsi, chez un sujet atteint de neurasthénie très accusée, ce claquement était accompagné, certains jours et pendant quelques heures, de douleurs localisées aux mêmes articulations.

Dans les cas où nous devons nous abstenir de procéder à la mobilisation d'une articulation, il nous reste cependant la tâche utile de nous opposer aux troubles moteurs dans les *articulations voisines* et d'améliorer notablement les fonctions des organes. Nous avons en vue les raideurs, si minimes qu'elles soient, prenant naissance par suite de la propagation par continuité du processus primitif, ou bien comme conséquence d'une immobilisation prolongée. Cela est vrai en ce qui concerne les raideurs articulaires consécutives aux processus phlegmoneux déjà guéris. Or, il n'est pas rare de rencontrer, au lit des malades, des articulations qu'on a négligé de traiter au cours de l'affection primitive, d'où destruction irréparable de ces articulations voisines, attribuable, d'une part, à l'immobilisation et, d'autre part, à la fixation dans des attitudes vicieuses. Nous renonçons de parti pris à des mouvements d'extension accusée, et néanmoins nous arrivons, dans bon nombre de cas, à faire faire à l'articulation des excursions étendues. Nous nous contentons d'augmenter les *flexions qu'il est souvent plus aisé de pratiquer*. En apprenant aux articulations et aux muscles voisins à exécuter un travail compensateur, nous réussissons également à obtenir des succès fonctionnels, sans pour cela exposer le malade aux mouvements forcés douloureux. C'est ainsi qu'en pratiquant des mouvements plus étendus de l'omoplate, nous augmentons à un haut degré l'aptitude fonctionnelle du membre supérieur, et cela malgré la raideur persistante de l'articulation de l'épaule.

Toutes les fois que nous avons affaire à des adhérences que nous croyons pouvoir rompre sans provoquer de réaction trop intense (pseudo-ankyloses), nous ne pratiquons point de tractions de longue durée, mais nous rompons les adhérences à l'aide d'un petit nombre de traits. Nous commençons toujours par une flexion forcée, et c'est seulement après que nous procédons à l'extension ; la raison de cet ordre de succession doit être cherchée en ce que la fixation du membre s'accomplit toujours plus parfaitement en flexion qu'en extension. S'il s'agit du coude, nous fixons le bras en le pressant contre notre poitrine ; si nous avons affaire au genou, nous fixons la cuisse en la pressant contre le lit où le malade est en position abdominale. C'est aussi en vue d'une fixation plus parfaite que nous appliquons toujours la force à un levier court ; nous saisissons d'une main le membre près de l'articulation à mobiliser, en deçà du cal, ou, si la place nous y fait défaut, nous embrassons de la main le cal tout entier. De la sorte nous nous mettons le plus aisément à l'abri d'une nouvelle fracture. Si les adhérences présentent une résistance telle qu'elles ne cèdent nulle part après quelques mouvement de flexion, ou si nous ne faisons plus de progrès après avoir eu recours plusieurs fois à des mouvements énergiques, nous cessons alors nos manœuvres. La *narcose* ne nous a pas non plus servi beaucoup dans des cas semblables. C'est pourquoi nous n'y avons recours que dans des cas d'une rareté extrême. L'aide prêtée par l'assistant pour la fixation de l'omoplate ne sera que de peu d'utilité toutes les fois que, malgré la fixation de l'épaule avec une seule main, nous ne réussissons pas à rompre d'un seul coup les adhérences de l'articulation de l'épaule en faisant décrire à la main du malade un grand demi-cercle d'avant en arrière vers le sacrum, le coude étant en flexion légère. De tout ce qui précède, il résulte que sont sans valeur aucune pour les mouvements actifs ultérieurs tous les mouvements exécutés, sous la narcose, avec *dépense considérable de forces*, mouvements devenus possibles non par suite de la rupture des adhérences, mais en raison de l'écartement des extrémités articulaires.

Pour ce qui est de la douleur, parfois violente et persistante, consécutive à la rupture des adhérences, nous la soulageons à l'aide des procédés habituels, principalement par *l'élévation* du membre. Dans des cas graves, nous appliquons pour 1 à 2 jours un pansement serré, nous protégeons aussi toute l'extrémité inférieure à l'aide d'un cerceau, etc. Nous ne traitons que des cas choisis avec soin, aussi n'avons-nous que rarement besoin de prescrire l'emploi de la glace. En effet, en ce qui concerne les mouvements forcés, la tâche qui se présente au massage n'est pas tout à fait identique à celle de la chirurgie. Nous ne nous mettons au travail que là où l'on peut s'attendre à un rétablissement plus ou moins accusé de la mobilité active, tandis que le chirurgien a pour but principal l'amélioration de l'attitude, que la mobilité soit encore possible ou non.

Contre les *névralgies*, nous ne procédons qu'à des manipulations *peu* énergiques pendant l'acmé du processus, mais par contre, nous agissons d'autant plus énergiquement pendant le stade de décroissance.

Si nous avons à combattre les raideurs provoquées par les *fractures articulaires*, le traitement sera suspendu à plusieurs reprises pour laisser reposer le malade pendant un laps de temps prolongé. En effet, nous n'ignorons point que partout où il y a un obstacle mécanique à la mobilité étendue de l'articulation (que ce soit un cal exubérant ou une esquille osseuse enclavée), nous ne réussirons à obtenir rien qui vaille en ayant recours à des exercices très douloureux ; tout au contraire, ceux-ci entretiennent ou même aggravent l'irritation articulaire. Nous tâchons seulement de faire disparaître la tuméfaction cutanée et de rompre, le cas échéant, les adhérences tendineuses et musculaires ; mais dès que l'amélioration ne progresse plus, nous suspendons pendant des mois tout traitement. Pendant ce temps de repos disparaissent tous les phénomènes d'irritation provoqués dans l'articulation par un traitement quelconque par mobilisation. Quand, trois mois plus tard, nous reprenons le traitement, nous constatons ordinairement que la mobilité a fait de grands progrès ; le cal, dont l'esquille entravait la mobilisation, a diminué par résorption ; ce phénomène est surtout apparent chez les enfants. Le traitement renouvelé nous fait avancer de quel ques pas, après quoi nous intercalons de nouveau un temps de repos. Et nous ne reprenons le traitement pour le continuer pendant quelques semaines, qu'après un laps de temps assez prolongé, six mois environ.

Nous nous abstenons de distendre les tractus cicatriciels ayant atteint une certaine étendue. Nous nous contentons de distendre le *tissu du voisinage.* La distension du tissu cicatriciel de date récente donne souvent lieu à des crevasses et à des hémorrhagies, d'où, après guérison, rétraction plus accusée encore. Nous proscrivons aussi tout traitement par le massage en cas de n'importe quelle *lésion articulaire récente* d'une certaine gravité : entorse, luxation ou même contusion. C'est seulement après quelques jours de repos que nous abordons le massage. En cas de luxation réduite, même si le massage est déjà commencé, nous ne procédons aux mouvements passifs qu'au bout de quelques jours ; en attendant nous nous contentons de faire exécuter au malade, quoique d'une manière défectueuse, un petit nombre de mouvements volontaires. De la sorte nous sommes à l'abri de toute récidive de luxation.

Nous ne procédons point au massage en cas de *fracture osseuse récente.* Nous pouvons, à la vérité, le pratiquer d'une façon si *légère* et douce que, malgré la lésion accusée des tissus concomitante, le malade ne ressent aucune douleur ; mais dans ce cas l'effet du massage ne peut être attribué qu'à la suggestion. On ne peut non plus parler à juste titre de « massage en cas de fractures osseuses récentes » du moment que les manipulations sont pratiquées aux endroits éloignés du siège de la fracture ; le massage constitue tout simplement un agent efficace des soins généraux donnés aux malades, pour prévenir le décubitus, les altérations cardiaques, celles des poumons, etc. Le massage, tant soit peu énergique, est-il fait au siège de la fracture ou dans son voisinage immédiat, le malade souffre alors énormément et devient inquiet.

Nous commençons néanmoins le massage d'assez bonne heure, c'est-à-dire avant que la consolidation soit bien avancée. Les adhérences dans les articulations au voisinage du siège de la fracture ne sont alors que fibrineuses et n'offrent pas encore de résistance bien notable à la mobilisation. Chaque fois que nous changeons le pansement immobilisant (nous y procédons à *plusieurs reprises* au cours du processus de consolidation), nous intercalons, à partir de la deuxième ou de la troisième semaine après la fracture, quelques mouvements dans les articulations voisines. Nous réussissons alors à rompre les adhérences en voie de formation, et cela sans déployer un grand effort. Suivant l'os qui est fracturé, c'est seulement quelques semaines après l'accident ou même plus tard que nous commençons à soumettre le foyer de la fracture à un massage *systématique* : de la sorte nous évitons de causer au malade des douleurs au moment où, en raison du choc éprouvé par lui, il a tant besoin d'être ménagé. Sous l'influence du massage prématuré des fractures récentes, nous avons vu se développer des phénomènes neurasthéniques ou hystériques, et ces « névroses traumatiques » ont exigé un traitement de longue durée. Mais, d'autre part (nous l'avons déjà indiqué plus haut), nous diminuons notablement la somme des souffrances du malade en ne reculant pas trop le début du traitement (1).

Dans toutes les affections traumatiques, la réfrigération de l'endroit lésé précédant le massage et continuée pendant plusieurs jours, augmente souvent la durée du processus morbide et donne naissance à des douleurs rhumatismales qui nécessitent un traitement consécutif longtemps prolongé. La guérison survient beaucoup plus rapidement lorsque la glace n'est appliquée que pendant un court laps de temps et que, comme agents antiphlogistiques, nous n'avons recours qu'à un pansement ouaté et à la position élevée du membre. Il en est de même en cas de massage des testicules et de leurs annexes. Les résultats obtenus sont supérieurs si, au cours du stade subaigu, nous prescrivons plutôt le chaud que le froid. L'application de la chaleur a, dans nombre de cas, activé la résorption des produits inflammatoires.

Si, au cours des manipulations de friction, les phénomènes douloureux se mettent au premier plan, nous devons nous rappeler que la *sensibilité de la peau n'est pas seule intéressée*, mais plutôt celle des couches sous-jacentes (aponévroses, muscles et périoste). Dans ces cas nous nous abstenons de toute pression énergique, nous nous contentons du pétrissage, *en soulevant le repli cutané des tissus sous-jacents*. Nous procédons graduellement, de la surface vers la profondeur, en suivant la marche régressive du processus inflammatoire, pour, ensuite, commencer lentement par agir sur les parties plus profondément situées, et cela à l'aide des manipulations de secousse.

L'emploi d'une plus ou moins grande quantité de vaseline nous fournit le

(1) Zabludowski, Bemerkungen zur Massagetherapie in der Chirurgie, v. *Volkman's Sammlung klinischer Vortraege*, 1898, n° 209.

moyen d'atténuer la douleur au cours de certaines manipulations. Si nous avons affaire à des articulations où, par suite de l'inaction, il y a irritation inflammatoire,ou s'il s'agit d'hyperesthésie cutanée très accusée consécutive à l'enlèvement des pansements longtemps gardés, les manipulations de friction ne seront exécutées qu'*avec le secours d'une grande quantité de vaseline*. Les doigts glissent alors facilement sur la peau, et la pression est peu douloureuse. Plus la main est accoutumée à pratiquer les manipulations, moindre est la quantité de vaseline nécessaire. Nous nous abstenons aussi, pendant les *premiers jours* du traitement, d'employer des manipulations à action profonde dans les parties du corps où, par suite de leur situation peu exposée, il survient une irritation violente et des mouvements réflexes dès qu'on les saisit avec les mains. C'est ainsi que l'abdomen réagit souvent contre les manipulations de massage par la contraction énergique de toute la paroi antérieure. Nous rencontrons parfois des contractures *spasmodiques* de tout le tractus gastro-intestinal. Nous renonçons, dans des cas semblables, au cours des premiers jours du traitement, à toute manipulation exerçant une influence dans la profondeur, et nous nous contentons du massage à friction qui agit à la superficie, et ce n'est qu'*après accoutumance obtenue* que nous avons recours aux manœuvres à effet profond. Nous avons besoin de cette accoutumance principalement dans le massage abdominal contre la constipation due non aux processus atoniques, mais, au contraire, aux contractions du tractus intestinal survenant facilement et agissant comme antipéristaltiques. Le massage exerçant une influence inhibitoire sur les mouvements antipéristaltiques, est un agent antispasmodique. Cette inhibition est obtenue avec d'autant plus de facilité que la main pétrissante travaille davantage dans l'axe longitudinal de l'abdomen, de la symphyse pubienne vers l'appendice xyphoïde, plus ou moins perpendiculairement à la direction des mouvements péristaltiques. Nous avons donc ici affaire à des cas de massage pour cause de constipation qui nous fournissent les meilleurs résultats (1).

L'accoutumance joue surtout un rôle important dans la pédiatrie. Que le massage ne cause point de désagrément pendant les premiers jours, et les enfants ne tarderont pas à s'y habituer.

Quelle que soit la dépense de force au cours du traitement, le massage exige toujours, pour son exécution, une certaine *énergie*. Les manœuvres lentes, souvent interrompues ne donnent pas naissance à l'*excitation* si nécessaire à n'importe quel malade. Il est à peine nécessaire de dire que des manipulations lentes pratiquées sur certaines parties du corps (plantes des pieds) ne sont tolérées que par un petit nombre de personnes. Des ma-

(1) Comp. la note de la page 23.

nipulations énergiques sont aussi de rigueur dans toutes les parties du corps où le massage lent, superficiel provoque une irritation sexuelle (glandes mammaires, fesses). En règle générale nous laissons de côté ces parties, lesquelles n'entrent en ligne de compte que s'il y a des indications spéciales, telles que lactation insuffisante en cas d'atrophie mammaire pendant le postpartum, ou bien en cas de sciatique, au point de sortie du nerf à la région fessière.

L'action calmante du massage est, dans une série de cas, secondée essentiellement par l'allègement de la pression exercée sur certains points. Le malade porte-t-il un bandage triangulaire, nous le déplaçons tous les jours à diverses hauteurs, d'où changement des rapports statiques non seulement du coude, mais encore des articulations en deçà et au-delà. En cas de pieds plats enflammés, nous recommandons d'enlever ou de diminuer les dimensions des pièces introduites dans la chaussure, ou bien d'en acheter de nouvelles. En cas de rein mobile et de hernie ombilicale, le remplacement des bandages avec pelotte par des ventrières simples nous rend souvent des services signalés. Dans bon nombre de cas de hernie ombilicale, nous avons obtenu le but désiré en fermant l'orifice de la hernie par quelques bandes de diachylon. Il en est de même en ce qui concerne les corsets-cuirasses et les attelles à douilles ; ces dernières sont souvent remplacées par de légères machines de Scarpa munies d'une vis pour relever la pointe du pied (cas de scoliose d'origine myopathique, paralysie d'un membre inférieur avec, au premier plan, des troubles fonctionnels résultant de la paralysie du péronier).

11. — Sensations qui survivent au massage.

Suivant l'étendue et la résistance des adhérences, les *mouvements passifs forcés sont suivis d'une douleur aiguë persistant* de quelques minutes à 24 heures. Lorsque la réaction est violente, nous avons recours, pour y remédier, non seulement à des procédés antiphlogistiques généraux, mais encore à une injection de morphine. Au massage intéressant des surfaces étendues du corps succède (à moins que l'on n'ait affaire à des tissus ayant subi des altérations profondes) une sensation *de chaleur agréable et de bien-être général* associé à un besoin de repos. Mais dans des cas rares, le malade éprouve une sensation d'engourdissement à la tête et il devient apathique. Nous pouvons, jusqu'à un certain degré, mettre ces derniers phénomènes sur le compte des séances de massage prolongées (d'une demi-heure et davantage) lorsque la peau du malade n'est pas bien propre (crasse, sueur). Cet état rappelle en partie une *urémie* légère, et doit probablement être attribué à ce que, grâce aux frictions, la sueur pénètre dans la peau, ainsi qu'à ce que des surfaces cutanées étendues sont recouvertes d'une couche de vaseline visqueuse. Ces phénomènes surviennent chez les sujets maigres plus souvent que chez les obèses ; il est vraisemblable qu'ils sont en partie provoqués par l'irruption dans le sang d'une grande quantité de produits de désintégration des cellules. Plus le sujet est maigre, plus énergique est l'action de chaque manipulation et plus active est la désintégration cellulaire. L'expérience nous apprend aussi que les manipulations provoquant chez les obèses une sensation de bien-être, peuvent épuiser assez fortement les sujets maigres, comme s'ils étaient roués de coups. Ce qui a surtout de l'importance sous ce rapport, c'est que les obèses sont saisis non par les bords des mains, mais à pleine main, et évitent ainsi les douleurs musculaires causées par des manœuvres de pincement.

Alors que les phénomènes locaux apparaissent, sous forme de *douleurs musculaires* (1), dans les premiers jours et ne persistent que quelques jours, les phénomènes généraux de l'*apathie* et de l'*engourdissement du sensorium commune* surviennent seulement au bout de plusieurs séances. Ils se montrent de préférence chez des *sujets âgés* et sont précédés ordinairement d'un stade d'excitation. La disparition graduelle des douleurs musculaires doit être rapportée à l'accoutumance aux manipulations ; chez les vieillards il y a sommation des effets du massage, ce qui explique le dépérissement qui survient chez eux dans certains cas.

On peut, dans des cas rares, constater l'*apparition d'un état hypnotique ;* nous l'avons observé chez des hystériques. Des manipulations uniformes, continuées pendant quelques minutes, étaient suffisantes pour endormir ces malades. Nous avons encore noté que des malades laissés seuls, après une séance de massage général, dans une chambre où ils devaient s'habiller, étaient tombés dans un *sommeil profond*.

Les phénomènes fâcheux que nous venons d'énumérer peuvent être facilement combattus par :

1° L'abstention de toute manipulation lorsque la peau est sale ;

2° L'emploi des bains de propreté, une à deux fois par semaine ;

3° La friction à sec de la peau couverte de sueur, avant le début des manipulations ;

4° La durée moins grande et le déploiement de forces moins notable chez les sujets maigres ;

5° Les manipulations moins énergiques durant les premiers jours dans les cas où les douleurs musculaires surviennent facilement ; enfin

6° *En modifiant*, chez les vieillards, la marche du traitement pendant les

(1) Zabludowski, Ueber die Verwendung Blinder zur Ausübung der Massage, *Die Krankenpflege*, 1. Jahrgang, Heft 4, Berlin, 1902.

Le même, L'emploi des aveugles pour l'exercice du massage, *Revue internationale de thérapie physique*, Rome, 1902.

stades d'excitation et de dépression. Dès que nous nous apercevons qu'ils se sentent plus ranimés et ragaillardis par le massage, nous diminuons la durée des séances (un quart d'heure au maximum) et, en même temps, nous procédons avec moins d'énergie.

Quant à la sensation de brûlure qui survient parfois à la peau et dont la durée n'est pas grande, nous la prévenons en employant beaucoup de vaseline pendant les manipulations et en *saupoudrant* la peau *avec de la poudre d'amidon* immédiatement après la séance.

12. — Rythme, mesure et temps.

Quiconque étudie la littérature récente sur le massage ne peut manquer de s'apercevoir que *bon nombre d'auteurs ayant entrepris des expériences physiologiques sont arrivés à des résultats discordants.* Cette différence des résultats saute aux yeux, même dans des recherches sur l'action physiologique du massage qui ne demandent point d'appareils bien compliqués, par exemple, recherches thermométriques sur la température, recherches tonométriques ou sphygmomanométriques sur la pression sanguine (d'après Gaertner ou Basch). Toutes choses égales d'ailleurs, les résultats des expériences sur les animaux sont naturellement influencés par la manière dont on s'attaque à l'animal préparé *ad hoc.* Des manipulations identiques exécutées par diverses personnes, peuvent provoquer, à des degrés très différents, l'effroi et la douleur chez l'animal fixé en vue de l'expérience, et ces facteurs peuvent complètement masquer l'effet des manœuvres de massage.

Mais, même chez l'homme, le résultat des recherches physiologiques variera du tout au tout suivant que le massage sera fait par tel ou tel expérimentateur. Il est facile de s'assurer que, dans le massage abdominal, l'excitation sensitive peut provoquer par voie réflexe l'élévation de la pression sanguine ; mais nous nous apercevons en même temps de la différence quantitative de cette élévation, suivant que les manipulations sont pratiquées par une main osseuse, rugueuse ou une main grasse, potelée. C'est là que gît probablement la raison des différences dans les résultats que fournit l'emploi thérapeutique du massage. C'est ainsi que nous ne considérons pas comme contre-indiqué le massage au cours de l'albuminurie, pourvu qu'il soit pratiqué à grands traits et avec une main potelée. Il en est de même pour ce qui concerne les reliquats d'un ulcère rond cicatrisé.

Nous ne devons pas non plus perdre de vue que, toutes choses égales d'ailleurs, les manœuvres qui pratiquées dans une mesure rapide, avec des longues et des brèves graduellement croissantes, provoquaient l'élévation de la température cutanée, peuvent, dans des circonstances opposées, en causer l'abaissement. Autre condition influençant la température cutanée :

il n'est nullement indifférent que les mouvements exécutés par le masseur se confondent pendant toute la durée de la séance comme les tons d'une pièce de musique, ou qu'il y ait des interruptions au cours de la séance, soit pour apporter de la vaseline, soit pour déplacer les vêtements ou changer la position du malade. Le refroidissement de la peau par suite de sa mise à nu peut alors prendre le dessus sur l'élévation de sa température due aux manœuvres de massage. D'autre part, les mains glissant rapidement sur de grandes surfaces cutanées, s'opposent par cela même à ce que la peau soit mise à nu dans une grande étendue ; ou, du moins, elle ne l'est que dans un laps de temps si court que c'est une quantité négligeable.

Toutes les fois qu'il s'agit de rompre des adhérences et de se débarrasser des obstacles dans la voie de conduction, nous ne sommes pas obligé, il est vrai, de nous tenir à un rythme et à une mesure déterminés. Mais, en revanche, ils récupèrent leurs droits dès que l'on a à faire le massage des parties étendues du corps ou du corps en totalité (massage général). La *régularité du rythme et de la mesure* devient une condition *sine quâ non* toutes les fois que nous avons recours au massage général comme calmant dans le domaine si étendu de la neurasthénie. Le rythme, la mesure et le temps sont-ils bien choisis pour l'exécution des manipulations, on peut, sans incommoder le malade, prolonger les séances de massage pendant une demi-heure et au-delà. Suivant les indications, il devient tantôt plus calme et somnolent, tantôt animé et ardent. C'est en partie au rythme et au temps négligés qu'il faut attribuer ce fait que, après certaines séances de massage, le malade est comme roué de coups et se sent absolument épuisé. Les manœuvres exécutées avec un rythme variant selon telle ou telle partie du corps servent aussipour faire diversion, et le malade ne contracte pas les muscles. Le massage rythmé affranchit le médecin du moyen de diversion considéré comme indispensable par certains auteurs, à savoir, s'entretenir avec le malade pendant les séances.

Autant la mesure accélérée est nécessaire pour le massage du dos employé comme dérivatif, autant la vitesse excessive est contre-indiquée dans le traitement des affections articulaires de date récente. Même abstraction faite des traumatismes prononcés des articulations pouvant résulter des manœuvres exécutées très rapidement, le glissement rapide des mains sur l'articulation diminue l'effet des manipulations. Les produits pathologiques profondément situés ne sont pas attaqués avec l'énergie suffisante pour les réduire en miettes ou les répartir sur des surfaces étendues. Le massage abdominal est-il pratiqué avec la même vitesse que le massage articulaire, l'action dans la profondeur sera souvent absolument nulle. Voulût-on passer les mains sur la surface relativement étendue des parois abdominales autant de fois que sur des articulations peu étendues, que le trait devrait être mené avec beaucoup plus de vitesse. Or, l'effet de la manipulation dépassera alors à peine, en profondeur, les parois abdominales. Pour ce qui est de la vitesse relative des mouvements de pétrissage, la règle suivante a force de loi en ce qui concerne l'abdomen et les articulations : pour chaque trait isolé, la vitesse est en raison inverse du champ opératoire. Ainsi la vitesse avec laquelle est exécuté le pétrissage est, au genou, le double de ce qu'elle est à l'abdomen. Toutes choses égales d'ailleurs, nous travaillons avec une vitesse plus grande sur les surfaces lisses (telles que dos, face dorsale des extrémités inférieures) que sur des surfaces moins égales (face antérieure du thorax, abdomen, face antérieure des membres inférieurs).

Outre l'emploi du métronome dans un but scientifique (cet instrument est alors, pour le massage, sous certains rapports ce qu'est le galvanomètre pour l'électricité), on peut se servir utilement de cet instrument dans un but didactique. Le métronome représente un appareil exact qui permet de s'exercer à pratiquer les manipulations de massage avec la mesure et le rythme donnés. Mais de même que le musicien exercé n'a recours au métronome que dans des cas rares, de même (et à plus forte raison) le médecin qui masse s'en sert rarement. En cas de manipulations sonores, le contrôle est fait par la main qui palpe et par l'oreille ; pour les autres manipulations, on peut, avec un peu d'habitude, se contenter du contrôle de la main qui tâte.

Nous comprenons, en massage, sous le mot *rythme* la même chose qu'en musique, à savoir la succession des unités de temps de diverses longueur et brièveté au cours d'intervalles de temps se répétant d'une manière uniforme ; ces intervalles uniformément répétés constituent la *mesure*. Quant au *temps*, nous comprenons sous ce mot la vitesse avec laquelle est pratiqué le massage. *Nous exprimons le rythme des mouvements de massage à l'aide des mêmes indications de la mesure du temps que celles employées en musique.* Nous nous servons du métronome de Maelzel. Ainsi, par exemple M. M. 𝅗𝅥 = 60, veut dire que le pendule du métronome de Maelzel bat 60 vibrations par minute, en d'autres termes, la durée de la note (𝅗𝅥) est de 1/60 de minute ; 𝅗𝅥 = 116 veut dire que la durée de la note est de 1/116 de minute. Nous obtenons de la sorte en massage, comme c'est le caspour la musique, des grandeurs que l'on peut contrôler en ce qui concerne le rythme et le temps. Nous fournissons, grâce à ce procédé, à l'étudiant certains points de repère qui lui permettent de se rendre compte de la manière dont il faut s'y prendre pour travailler *cito, tuto et jucunde.*

La manœuvre de massage la plus habituelle, le massage à friction d'une articulation en cas d'entorse, est pratiquée dans la mesure de l'*allegro commodo ;* les pressions intermittentes le long d'un membre, dans la mesure de l'*allegro vivace* jusqu'au *presto* ; les frictions du dos avec les bouts des doigts, du coccyx à la nuque et retour à vide, dans la mesure de l'*allegro vivo* (*risoluto*) ; le massage abdominal à direction spiroïde, dans la mesure à deux-quatre du *non troppo allegro* ; le pétrissage de l'abdomen à direction transversale, dans la mesure à deux-quatre du *vivace* passant à la mesure à trois-quarts du *quasi-presto*.

Le temps des manœuvres de massage est déterminé de la manière usitée pour le métronome. Si le temps de notre travail porte sur l'échelle du métronome la désignation *presto 192*, cela veut dire que nous avons à faire 192 mouvements par minute, c'est-à-dire *un* mouvement par chaque oscillation.

Les déterminations italiennes du temps employées ici, sont absolument incapables de préciser le temps d'une manière aussi exacte que le permet le métronome de Maelzel. Mais, en revanche, elles fournissent une certaine *caractéristique* du genre de mouvement. Ainsi, la métronomisation de l'*allegro vivacissimo* peut être identique à celle du *presto non troppo* ; or, celui-là indique le repos passant à la vitesse, tandis que, au contraire, celui-ci veut dire que de la vitesse on passe au repos. Cette différence dans la désignation exerce, à n'en pas douter, une certaine influence sur l'exécution caractéristique d'un morceau de musique. Appliquées aux manipulations de massage, ces désignations en influencent l'exécution d'une manière correspondante. Ainsi, par exemple, nous pouvons parfaitement transmettre au malade la précipitation ou l'égalité avec laquelle nous exécutons les mouvements, d'où influence (suggestion) sur ce dernier dans le même sens. C'est un fait d'observation courante que les médecins à mouvements nerveux (qui se démènent vivement) rendent leurs malades très nerveux, tandis que les mouvements tranquilles les calment.

Le pétrissage habituel d'une articulation carpo-métacarpienne fait d'une seule main, dans la mesure à trois quarts, nous le désignons comme suit : *presto* M. M. 192 ; le pétrissage, avec les deux mains, de l'articulation de l'épaule, sans mesure (à intervalles égaux) : M. M. 132. Les tapotements sont pratiqués soit sans mesure (à intervalles égaux) : *andante* M. M. 132, soit rythmés, dans la mesure à quatre quarts, le coup n'ayant pas lieu le quatrième quart. Les ébranlements des surfaces étendues, par exemple de la vésicule biliaire, sont pratiqués soit sans mesure, avec la vitesse de 280 oscillations par minute, soit (pour prévenir la fatigue de la main à la suite des mouvements ininterrompus) dans la mesure à trois quarts, avec la vitesse de l'*allegro moderato* : les deux premiers quarts sont remplis par le mouvement double de la main (aller et retour), tandis qu'au troisième quart correspond une pression simple plus énergique, pour ainsi dire un *sforzato* du troisième quart. Les frictions dans le massage de la face : M. M. 72. Pour ce qui est du massage à friction de l'articulation carpo-métacarpienne, la main droite pétrit, dans la mesure à trois quarts, *presto* M. M. 192, tandis que la main gauche exécute des frictions allant de l'articulation carpo-métacarpienne au coude ; ces frictions commencent avec le premier quart, de façon à avoir une friction pour trois mouvements de pétrissage. Les frictions du dos, les doigts exécutant des mouvements en spirale, sont pratiquées dans la mesure à trois quarts ; un mouvement spiroïde double par chacun des deux premiers quarts, tandis que le troisième quart est rempli par un mouvement rayonnant simple, pour ainsi dire *glissando*. Nous nous servons de la même mesure dans le pétrissage, d'une seule main, de l'articulation carpo-métacarpienne ainsi que de la partie inférieure de l'abdomen, dans la direction de l'axe longitudinal du corps ; il en est de même spécialement pour le pétrissage de la vessie ou de l'utérus par la région hypogastrique.

Le temps est plus accéléré à la fin de la séance de massage qu'au début. Toutefois, il faut remarquer que la séance se termine par 3 à 4 effleurages lents.

13. — Durée des diverses manipulations.

Si l'on a à se débarrasser d'exsudats, ce sont les manipulations de friction qui jouent le rôle le plus important, et elles remplissent presque toute la durée de la séance ; nous ne faisons accomplir au malade que 2 ou 3 exercices, ou nous nous en abstenons complètement. Mais dans les cas où les manipulations de massage proprement dit ne servent que de *stimulants* pour l'exécution des exercices, par exemple si l'on a affaire aux troubles de la coordination chez les tabétiques (1), la plus grande partie de la séance est alors remplie par les mouvements avec résistance et les mouvements actifs. Il en est de même chez les vieillards ; la plus grande partie de la séance est consacrée aux exercices. Quant aux *maladies chroniques du cœur* ou aux cas d'asthme bronchitique ou d'emphysème, les manipulations de massage proprement dit (tapotements du dos et ébranlements du thorax) durent autant que les exercices (spécialement les exercices respiratoires).

14. — Durée de la séance de massage.

La durée de la séance varie entre 5 et 30 minutes. Elle dépend :

1° De l'étendue de la surface à masser ;

2° De l'âge du malade ;

3° De la durée plus ou moins longue de la maladie ;

4° De la constitution du malade ;

5° Des habitudes du malade.

Il suffit souvent d'une séance d'une durée de 5 minutes pour le traitement des affections chroniques des articulations isolées, telles que, par exemple,

(1) Comp. note 1 de la page 28.

jointures ballottantes, doigt à ressort, etc. Le massage général demande ordinairement une demi-heure. Les petits enfants ne sont massés que pendant un court laps de temps, de 5 à 10 minutes. Des séances plus prolongées continuées pendant des semaines peuvent provoquer l'hystérie chez les enfants. L'excitation qui survient chez les enfants n'a pas lieu chez les vieillards et le massage est pratiqué avec plus de lenteur : aussi les séances peuvent-elles présenter une durée un peu plus longue. Dans des cas plus ou moins récents, luxations, rigidités immédiatement après l'enlèvement d'un pansement immobilisant, il suffit d'une séance de 10 minutes. Un lumbago ancien ou une sciatique demande 15 minutes, les affections du cœur, 20 minutes environ. Quant aux neurasthéniques, aux hystériques et aux personnes à hérédité chargée, la durée de la séance sera variable d'un cas à l'autre. On se guidera spécialement dans ces cas sur l'irritabilité des malades : plus ils sont excités et irritables, plus courte sera la durée de la séance. Si le malade est déjà habitué à des séances de massage de longue durée, on ne les abrégera que lentement, et *vice versâ*. Ce qui importe surtout, c'est que *le médecin reste l'arbitre :* c'est à lui, et non au malade, de déclarer que la séance doit prendre fin.

15. — Fréquence des séances de massage.

Abstraction faite des indications *fournies par les occupations du malade* (le massage est alors pratiqué deux fois par jour), il faut, en ce qui concerne la *fréquence des séances*, se guider sur ce que les manœuvres sont ou non suivies d'une excitation accusée et ensuite sur la nature des sensations secondaires éprouvées par le malade. Nous réglons en outre notre conduite sur l'effet thérapeutique obtenu : les douleurs névralgiques sont-elles atténuées après chaque séance, le massage sera alors répété deux fois par jour. Chez les personnes âgées comme chez les enfants tous les remèdes doivent être administrés à petite dose et le massage, lui aussi, doit être pratiqué plus rarement (trois séances environ par semaine).

Dans la majorité des cas, nous nous contentons d'une *séance quotidienne de massage*. Ce laps de temps suffit ordinairement pour faire disparaître la réaction aussi bien somatique que psychique. Dans la dilatation et l'atonie du tractus intestinal, nous descendons à une séance de massage par vingt-quatre heures dès que, à la suite de deux séances quotidiennes, les garde-robes, irrégulières autrefois, sont survenues quotidiennement pendant plusieurs jours. Nous pratiquons le massage deux fois par jour toutes les fois que nous avons affaire à des troubles résultant d'une inaction prolongée, et que se dresse devant nous la tâche de remettre le malade sur pieds aussi rapidement que possible, ou de remédier aux effets nocifs d'un repos au lit trop prolongé.

Chez les *vieillards*, le massage commence toujours par exercer une action stimulante et récréative, mais dès que surviennent des signes de dépression, nous suspendons le massage quotidien. Dans les cas où il est possible de continuer le traitement pendant un laps de temps assez prolongé — plusieurs mois —, nous ne répétons les séances que deux ou trois fois par semaine. La durée du traitement doit-elle être courte, nous modifions l'action produite sur les personnes âgées par les séances quotidiennes de massage en les abrégeant. Chez les *femmes*, nous suspendons le massage pendant toute la durée des règles ou seulement pendant la période principale, suivant que nous avons à masser des parties du corps plus ou moins étendues et suivant la plus ou moins grande résistance que les malades offrent à ce moment.

16. — Heures du jour pour pratiquer le massage.

Le *temps le plus propice* pour pratiquer le massage, ce sont les heures matinales, à partir du réveil jusqu'à trois heures environ après le lever. C'est pendant ce laps de temps que le malade présente une force de résistance maxima. En outre, nous nous exposons alors à un moindre degré au danger d'entrer en conflit avec les devoirs professionnels ou sociaux du malade. Cela est vrai surtout lorsqu'il nous faut procéder au massage général, qui demande beaucoup de temps et pour lequel le malade est obligé de se dépouiller complètement de ses vêtements. Dans les cas douloureux, plus matinale est la séance de massage, moins le malade a le loisir et l'occasion de s'exciter.

Pour ne pas trop élever la pression sanguine, on s'abstiendra de pratiquer le massage immédiatement après les grands repas, surtout s'il s'agit de surfaces assez étendues.

Si l'on a affaire à des maladies graves, le massage ne sera pas entrepris aux heures où la température a de la tendance à devenir fébrile. Quant aux fébricitants le massage est en général contre-indiqué chez eux.

Il n'est pas nécessaire de faire uriner le malade avant de pratiquer le massage abdominal. La miction avant la séance de massage n'est de mise que si le malade éprouve le besoin d'uriner. A moins d'indications spéciales pour le massage de la vessie, nous n'exécutons aucune manipulation sur la région vésicale.

Quoi qu'il en soit, nous ne pratiquons jamais le massage abdominal avant qu'il se soit écoulé une heure et demie après un grand repas. Si le malade n'a pris qu'une petite tasse de thé ou de bouillon avec ou sans biscuit ou gâteau, le massage peut alors ne pas être différé.

17. — Durée du traitement par le massage.

Dès le premier examen on se trouve dans l'obligation de se prononcer sur la *durée probable du traitement.* En partant des points de vue de pronostic général et spécial, nous l'évaluons habituellement de 2 à 8 semaines. Nous dépassons ces limites dans un sens ou dans l'autre soit dans les cas de traumatismes récents, légers (entorses sans épanchement profus ni déchirure ligamenteuse, tendovaginites, contusions, douleurs musculaires à la suite de surmenage, cas récents de lumbago et paralysies légères par compression, etc.), soit, d'autre part, dans ceux qui appartiennent au domaine des troubles nutritifs, circulatoires ou digestifs souvent associés à la dépression mentale. Les formes simples de ces cas constituent le domaine du *massage hygiénique* et sont à la frontière de la mécanothérapie manuelle et à appareils, c'est-à-dire, qu'elles peuvent être traitées utilement aussi bien à l'aide des procédés manuels qu'à l'aide des machines, telles que, par exemple, les appareils de ZANDER ou de HERZ.

Au cours du traitement (c'est un principe général en thérapeutique) nous nous gardons bien d'émettre, devant le malade, des opinions qui pourraient l'inquiéter. Notre tâche, dans notre domaine spécial, est d'autant plus facilitée sous ce rapport que nous ne soumettons point à la massothérapie les cas impropres au traitement par le massage ou se trouvant dans un stade où le massage n'est pas encore indiqué : nous recommandons alors un autre traitement ou nous différons le massage jusqu'au moment propice. Mais pour obtenir de la régularité dans la succession des séances (régularité aidant puissamment au succès) il est absolument nécessaire de se prononcer, dès le début du traitement, d'une manière plus ou moins précise sur sa durée probable.

18. — LE MASSAGE DES FEMMES ENCEINTES ET CLIMACTÉRIQUES.

Si l'on a affaire à des femmes enceintes atteintes d'affections chirurgicales et qu'il s'agisse de prévenir des rigidités articulaires qu'il serait difficile de guérir dans la suite, le massage, en règle générale, est pratiqué sans restriction aucune. Il en est de même pour ce qui est des troubles circulatoires graves pouvant menacer la vie. Vu l'action antispasmodique du massage, nous ne renonçons nullement à le pratiquer chez les gravidiques atteintes de vomissements incoercibles. Comme dans tous les autres cas difficiles en général, nous pouvons prévenir l'apparition des effets fâcheux en diminuant l'énergie des manœuvres de massage et en en abrégeant la durée.

Quant à la période climactérique, tout ce qui a été dit concernant les personnes âgées est applicable ici. L'effet dérivatif énergique vers la périphérie amène souvent un soulagement notable.

19. — MESURES DE PRÉCAUTION POUR LE MÉDECIN.

Le *contact intime* avec la peau du malade que les mains du médecin entretiennent au cours des manipulations de friction, impose à celui-ci le devoir de prendre certaines mesures de précaution pour prévenir une *infection*. Mais l'activité spéciale à laquelle s'adonne le médecin qui masse, rend indispensable pour lui de prendre certaines mesures de précaution pour se mettre à l'abri des *effets nuisibles du surmenage*, survenant pendant une séance et, à plus forte raison, à la suite du massage successif de plusieurs personnes.

C'est à l'infection staphylococcique que le médecin traitant s'expose le plus souvent. Les processus inflammatoires des glandes sébacées et des bulbes pileux créent un terrain favorable pour la pullulation des agents pathogènes. Que les doigts présentent des rhagades, et le danger d'infection est imminent : il se formera des *furoncles*, des lymphangites se propageant jusqu'au creux axillaire, etc. Nous avons observé dans un cas l'apparition des bulles de pemphigus d'abord chez le malade et ensuite chez le médecin.

Le danger d'une *infection syphilitique* est devenu plus menaçant pour le médecin depuis qu'est plus souvent pratiqué le massage de l'appareil urogénital (testicules, périnée, prostate). Les condylomes anaux peuvent très facilement provoquer l'infection (massage de la prostate). Si l'on doit pratiquer le massage des doigts chez des malades vivant dans des conditions extérieures extrêmement défavorables, on se rappellera que la gale peut être *transmise d'un malade à l'autre* par l'intermédiaire du médecin, même si ce dernier en reste indemne.

Nous échappons à ces infections :

1° En mettant mieux à nu le champ opératoire que nous explorons soigneusement par la vue dans une chambre bien éclairée ; cela est surtout de rigueur au cours du *premier* examen ;

2° En soignant bien les mains, principalement en nous mettant à l'abri de tout ce qui peut menacer l'intégrité de la peau.

Si le médecin doit traiter successivement plusieurs malades, il n'est ni nécessaire, ni utile qu'il se lave les mains après chaque séance. La partie à masser est-elle saine, un à deux coups de serviette suffisent dans les circonstances habituelles pour débarrasser les mains des matières grasses qui y sont restées adhérentes. Si l'on ne s'est pas servi de graisse, il est tout à fait superflu d'essuyer les mains : on ne le fera que si la peau du malade est couverte de sueur.

La peau du malade n'est-elle pas d'une propreté absolue, le médecin a-t-il à masser dans le voisinage des plaies bourgeonnantes, la peau du médecin n'est-elle pas intacte, le lavage des mains après la séance est alors de rigueur. Nous nous servons du savon de ménage ordinaire qui contient de l'alcali en excès : aussi se débarrasse-t-on en peu de temps des saletés et de la vaseline. La vaseline, il est vrai, n'est pas attaquée par l'alcali ; mais ce dernier enlève la couche de sueur directement appliquée sur la peau et, avec elle, la vaseline. C'est pour cette raison que nous proscrivons les savons de toilette fins et d'un prix élevé qui présentent une réaction neutre. Nous n'employons *pas de brosse*. L'eau avec laquelle nous nous lavons a la température de la chambre : c'est ce qui préserve la peau des mains de toute irritation. Le port des gants est obligatoire au cours de la saison froide. Les plus appropriés, ce sont les *gants de tricot*, qu'il est facile de mettre et d'enlever. Que l'on néglige de mettre les gants avant de quitter la chambre et que l'on expose au changement brusque de température les mains chauffées par le travail et non desséchées encore, la peau ne tardera pas à devenir rugueuse, et des crevasses apparaîtront dès que le travail est tant soit peu prolongé. De même que nous protégeons les mains contre le passage brusque de la chaleur au froid, de même aussi, si le passage se fait du froid à la chaleur, nous évitons de les chauffer rapidement. Ainsi, l'hiver en venant de la rue, nous ne les chauffons point en les tenant auprès d'un poêle, ni en les plongeant dans de l'eau chaude. Si nous mettons des gants appropriés, les mains se refroidiront peu, et pour réchauffer la peau il suffira de frotter un petit nombre de fois les paumes des mains l'une contre l'autre.

Si l'une des mains du médecin est *crevassée* et si la partie à masser est plus ou moins couverte de furoncles, le massage sera pratiqué avec une seule main. Le nettoyage des mains sera, dans des cas semblables, conduit selon les règles générales appliquées en chirurgie. Toutefois, nous évitons de propos délibéré les solutions phéniquées qui attaquent rapidement la peau. Dans les cas où il devient nécessaire de désinfecter les mains, nous les plongeons pendant une minute dans une solution de sublimé à 1 pour 1000, après les avoir préalablement lavées au savon et brossées. A vrai dire, nous pouvons nous passer d'une désinfection idéale des mains.

Le massage de la prostate a-t-il lieu dans des circonstances tant soit peu suspectes, l'application d'un doigtier en caoutchouc devient alors obligatoire.

Pour se mettre à l'abri de toute transmission d'une infection d'un malade à l'autre, il suffit souvent de mettre à part, aussi complètement que possible, les malades dont le traitement exige le lavage soigné des mains, et de ne procéder à leur massage qu'en dernier lieu.

En prenant les précautions que nous venons d'indiquer, il est en général facile de se prémunir contre une infection. En revanche, il est de beaucoup plus malaisé de se défendre contre les effets nocifs d'un *travail fatigant* prolongé, accompli souvent dans des conditions difficiles. Le médecin traitant s'expose facilement au *refroidissement* si, comme cela arrive habituellement, il est obligé de quitter la chambre chaude et de sortir dans la rue sans avoir eu le temps de se reposer et parfois encore tout trempé de sueur. Comme cela a lieu pour les exercices de sport où le travail principal incombe aux membres supérieurs, le médecin s'expose ici au danger de contracter de l'*hypertrophie cardiaque*. Les ébranlements des mains se transmettant à la cage thoracique et au cœur du médecin, contribuent de leur part à l'apparition des palpitations. Comparé au sportman, le médecin qui masse se trouve dans des conditions de beaucoup plus défavorables en ce qui concerne le surmenage. Le sportman peut se soumettre à un entraînement régulier, tandis que le médecin qui masse (comme les médecins en général) déploie une activité irrégulière. Tantôt il y a des jours où il est obligé de faire force de travail, tantôt il y a pénurie de besogne. Qu'il se remette au travail forcé, des phénomènes de dyspnée cardiaque surviennent parfois, surtout chez les obèses. Le médecin qui pratique le massage au domicile des malades a souvent affaire à des lits trop hauts ou trop bas : il lui arrivera de gagner un lumbago avec ou sans sciatique ; de plus, en traversant, sans s'être reposé, des chambres où il y a courant d'air, il est sujet à s'enrhumer.

Nous avons vu, chez des médecins de constitution faible et à pannicule adipeux peu développé, apparaître des phénomènes neurasthéniques en tout analogues à ceux que l'on observe chez des sujets frêles qui avaient été soumis longtemps à un massage trop énergique. Le médecin est, sous ce dernier rapport, dans des conditions plus favorables, attendu que, chez lui, ne sont soumises aux frottements que les paumes des mains peu sensibles aux influences mécaniques. Mais à la longue, l'excitation partant des paumes des mains se propage au loin, comme s'il s'agissait d'une excitation dans une zone hystérogène.

En exposant les manœuvres isolées, nous avons fait spécialement attention à ne pas faire agir des groupes musculaires dont le travail n'est pas absolument indispensable, comme, par exemple, à éviter la contraction de tout le bras quand c'est la main seule qui travaille, ou la rigidité de tous les doigts dans le massage bidigital. En prenant en considération les règles de conduite ci-dessous, le médecin se prémunira efficacement contre tout surmenage.

1. — On ne portera pas de redingote pendant la séance de massage. Un vêtement très commode pour le massage, c'est un *veston* de toile ou de coton blanc, court, *comme celui que portent à bord les officiers de marine ;* il sera cependant un peu large. Le veston sera boutonné du haut en bas, autrement les pans pourraient gêner les mouvements des mains. Les manches du veston et de la chemise laisseront découvert l'avant-bras à trois travers de doigt environ au-dessus de l'articulation carpo-métacarpienne. Si le médecin n'a pas sous la main un veston de ce type (cela arrive

lorsque le massage est pratiqué en ville), *il enlèvera la redingote.* De plus, en massant en bras de chemise, le médecin aura la chaîne de montre fixée au gilet à une hauteur telle qu'il n'ait pas besoin de se prémunir contre le frottement de la peau du malade par la chaîne. Il vaudra encore mieux qu'il porte un cordon en soie.

2. — Le médecin enlèvera les *bagues*, ainsi que les manchettes *empesées ;* les manches seront courtes et larges et sans manchettes empesées. Pour pouvoir, dans la position assise, se pencher sans difficulté en avant, on retirera des *poches du pantalon* tous les objets volumineux, tels que clefs, porte-monnaie.

3. — Le *pince-nez* sera, pendant la séance, remplacé par des lunettes : le médecin ne sera pas alors obligé de mesurer ses mouvements pour que le pince-nez ne glisse pas du nez couvert de sueur.

4. — Les masseuses porteront, pendant le travail, une blouse de tricot avec des manches larges et non empesées (sans manchettes fixées) ; si les manches sont un peu trop longues, il faut qu'on puisse les retrousser sans peine de quelques travers de doigt ; elles mettront des manches en coton blanc et porteront en outre un tablier pas trop long. Les cordons du tablier qui passent au-dessus des épaules seront fixés à la blouse : en glissant ils pourraient gêner les mouvements des mains. Le tablier sera muni d'une poche pour le mouchoir : on pourra de la sorte le prendre sans interrompre le travail. La robe sera faite d'une étoffe qui supporte le lavage. Les *bracelets* seront enlevés.

5. — On portera des dessous de tricot, plus épais ou plus minces, suivant les saisons.

6. — Dès que survient la fatigue, le travail sera continué pendant quelques minutes d'une seule main. Cela est très aisé aux endroits qui ne cèdent pas, par exemple, aux membres inférieurs ou au dos. C'est ainsi que le malade étant en position latérale, le médecin peut exécuter d'une main des tapotements ou des pressions le long de la cuisse, tandis que, de l'autre main, il prend un point d'appui au chevet du lit. En revanche, le travail bimanuel est obligatoire dans le massage abdominal : ce n'est que grâce à la pression alternative des deux mains que l'on arrive à s'opposer à la fuite des organes abdominaux mobiles. Le médecin se placera toujours du côté droit du lit et du malade qui y est couché : de la sorte il pourra travailler de la main droite plus exercée. Seuls les gauchers occuperont le côté gauche.

7. — En s'abstenant de toute *conversation*, il devient possible de prêter grande attention à l'exécution des manipulations et, en même temps, d'abréger la durée de la séance. On tâchera surtout d'éviter toute critique du traitement antérieur qui pourrait inquiéter le malade quoique, en ce qui concerne le diagnostic posé, le médecin qui masse se trouve assez souvent dans la même situation que l'anatomo-pathologiste vis-à-vis du clinicien.

Y a-t-il nécessité de détourner l'attention du malade, on y arrivera non en s'entretenant avec lui, mais en exécutant une manipulation inaccoutumée ou en jetant un mot d'ordre.

8. — Les médecins aux *mains maigres*, *osseuses* abrégeront autant que possible les manipulations de friction.

9. — A-t-on affaire à des affections chirurgicales dans une policlinique où, dans la majorité des cas, l'on ne traite que des affections déterminées, la tâche peut maintes fois être facilitée. Dans ce but *on classera suivant les organes atteints* tous les cas où le massage doit se cantonner dans une région étroitement limitée. On massera donc successivement tous les malades atteints d'affections de l'articulation de l'épaule, ensuite ceux avec lésions de l'articulation du coude et enfin ceux avec lésions de l'articulation carpo-métacarpienne. Grâce à cette sériation, le médecin n'est pas obligé de déplacer à plusieurs reprises les meubles auxquels s'appuient les malades.

Il en est tout autrement en cas de massage général. Même les médecins exercés ont beaucoup de peine à soumettre au massage général plusieurs personnes les unes après les autres. Les difficultés sont encore aggravées considérablement si les sujets sont obèses et forts. On remédiera à cet inconvénient en intercalant, entre chaque séance de massage général, un à deux cas de massage local où l'on n'a à masser qu'une articulation ou un doigt.

10. — A côté de la répartition suivant les organes, le médecin est aussi tenu à répartir les malades de la consultation externe suivant *leurs qualités morales*, selon la manière dont ils réagissent vis-à-vis du traitement. Il suffit d'un petit nombre de sujets qui *aggravent* la situation, de *simulateurs*, d'hystériques et de neurasthéniques sans réaction, d'hypocondriaques, de surexcités, pour provoquer le même état d'âme chez les autres malades ; ceux-ci sont, pour ainsi dire, infectés par ceux-là. Ils exercent une influence nuisible au plus haut degré sur les malades qui ayant subi une diminution de capacité au travail, prétendent à une rente. Le traitement de semblables malades *en présence d'autres* rend problématique le succès à espérer chez beaucoup d'entre eux ; de plus, la tâche du médecin est rendue de beaucoup plus difficile. Pour *isoler* jusqu'à un certain degré ces clients de la consultation externe sans attirer l'attention des autres malades, nous les faisons venir à la policlinique et nous les traitons à des heures spéciales, soit avant, soit après tous les autres malades. Nous prenons en général garde à ce que des malades semblables ne soient pas traités en présence des autres sujets. Nous faisons, du reste, attention à ce que non seulement ces malades, mais n'importe quels autres malades de la policlinique n'assistent point comme *spectateurs*, au traitement de leurs voisins ; mais dans ces cas on peut se contenter de les isoler à l'aide d'un paravent. Nous évitons, en outre, le groupement d'un grand nombre de malades sur un seul et même endroit, en faisant masser simultanément aux extrémités opposées de la salle de travail.

D'autre part, il ne faut pas perdre de vue que la présence de certains malades qui accusent de jour en jour des progrès éclatants quant à la récupération de l'aptitude fonctionnelle des membres, ainsi que celle des sujets qui répondent rapidement au mot d'ordre donné, constitue un moyen précieux pour faciliter le travail chez les nouveaux venus : cela leur inspire plus de confiance et les affermit dans leur espoir. En effet, une dose assez notable d'empire sur soi-même et d'application est nécessaire au malade pour qu'il accomplisse des mouvements actifs qui lui causent des douleurs ; il en est de même en ce qui concerne l'évocation des impulsions volontaires d'une intensité telle que, en dépit des obstacles rencontrés dans la voie de conduction, elles se manifestent dans une direction déterminée, sous forme d'une fonction quelconque du membre correspondant. L'attitude excellente de ces malades exerce une influence éducatrice sur leurs voisins.

Nous n'avons pas non plus l'occasion de nous servir souvent de malades comme sujets de démonstration en présence d'un grand nombre d'auditeurs. Là où il s'agit pour l'étudiant d'*exceller dans la technique*, ce qui importe au plus haut degré c'est de contrôler l'*aptitude de chacun pris isolément*. Aussi faisons-nous travailler simultanément les étudiants qui ont déjà acquis des connaissances satisfaisantes. Aucun des malades ne se considère comme un cas exceptionnel, d'où absence d'hyperexcitation et de contractions musculaires. Or, cette dernière circonstance facilite considérablement le travail.

On voit donc que nous tâchons, autant que faire se peut, de rendre la consultation publique semblable à la consultation privée pour laquelle nous n'acceptons aucun spectateur inutile.

11. — On sait qu'un grand repas, pris immédiatement après avoir accompli un travail fatigant, provoque du malaise ; à plus forte raison, est-il nuisible au médecin *de s'attaquer, immédiatement après un repas copieux, à un massage exigeant un grand déploiement de forces.* Nous avons, dans des cas semblables, constaté l'éclosion de phénomènes d'insuffisance cardiaque : il survenait de la dyspnée, les mains se dérobaient, et nous étions obligés d'abréger la séance. Le médecin qui s'adonne spécialement au massage fera bien de dormir, dans la journée, une heure après un des repas principaux et de dédoubler de la sorte la journée de travail.

12. — Toutes les fois que les phalangettes ont à accomplir le travail principal, nous ne travaillons pas tant avec les bouts des doigts qu'avec les moitiés inférieures des faces palmaires de ces phalangettes, c'est-à-dire avec la *pulpe des doigts*. Les *ongles* seront toujours *coupés courts*.

13. — Le massage sera pratiqué par le médecin debout *bien droit*, ou assis. L'attitude penchée ou courbée déprime ; au contraire, l'attitude correcte, droite du médecin lui donne une tenue plus assurée et, par suite, augmente la confiance qu'il inspire au malade. La tête est-elle inclinée ou tendue en avant, la respiration est entravée ; cela est vrai surtout pour les *médecins-femmes*. La pression exercée par le corset pendant le travail entrave la respiration libre et trouble la circulation dans la cavité abdominale. Le *tronc* est-il penché en avant, la liberté des mouvements des mains en est diminuée. Il en est de même *lorsque les mains qui travaillent sont longtemps fixées par la vue*. A moins qu'il n'y ait des plaies sur la partie à masser, le travail est accompli avec plus de sûreté lorsque les mains sont seulement *de temps en temps contrôlées par un coup d'œil*. Cela s'applique aussi au malade : les exercices de marche demandent moins de peine lorsque les pieds ne sont pas soumis au contrôle incessant des yeux. Nous lui disons de regarder droit devant lui, sans fixer de points déterminés. Le procédé le plus facile est de dire au malade d'appuyer énergiquement, pendant la marche, la nuque contre le faux-col.

Nous augmentons encore la liberté des mouvements des mains en nous maintenant assis de manière à ce que le coude soit *plus élevé* que la surface sur laquelle nous travaillons. Enfin, dans la position assise, on augmente la liberté des mouvements des mains en calculant bien la *distance* entre le médecin et le malade. Nous nous plaçons à une distance telle que, en retirant le corps un peu en arrière, nous soyons à même d'atteindre des points rapprochés, et des points éloignés en l'avançant un peu. Voici comment il faut s'y prendre pour trouver cette distance convenable : en retirant un peu en arrière le tronc et les bras étendus, on tâche d'atteindre le point principal de la partie à masser, et cela en gardant *les doigts en légère flexion*.

14.— Le travail du médecin-massagiste est très facilité et très simplifié lorsque *le massage doit porter non sur des groupes musculaires, fléchisseurs ou extenseurs, pris isolément*, mais que tout le membre lésé doit être soumis aux manipulations. Les lésions des fléchisseurs provoquent des troubles de la nutrition dans tout le membre correspondant.

Il n'existe pas de procédés spéciaux pour le traitement de la diarrhée ou de la constipation : le même massage abdominal remédie à l'une aussi bien qu'à l'autre. Aussi travaillons-nous à grands traits et ne nous arrêtons-nous pas, avec un pédantisme scrupuleux, à des endroits bien déterminés. Nous ne procédons pas non plus à un massage spécial de l'estomac, de l'intestin grêle ni du gros intestin.

Or, des distinctions semblables qui augmentent les difficultés du travail se sont aujourd'hui introduites dans la littérature. Elles sont attribuables uniquement à ce fait qu'autrefois les masseurs, le plus souvent profanes, ignoraient complètement l'action physiologique du massage; ces distinctions ont ensuite trouvé accès dans des ouvrages sur le massage qui ne sont pas basés sur des observations personnelles (1). La seule loi générale de physiologie que nous ayons à prendre en considération, c'est que les excitations faibles stimulent les fonctions du corps, et que les excitations de même nature, mais intenses, les entravent, et, par suite, peuvent donner naissance à des effets opposés. Mais qu'est-ce qui est faible et qu'est-ce qui est intense? Cela dépend entièrement de l'individualité du malade. De là la nécessité d'adapter le traitement à chaque cas donné.

Si l'on tient compte des précautions que nous venons d'énumérer, on voit survenir chez le masseur non des atrophies, mais des hypertrophies, et les transformations du squelette osseux causées par le massage continué pendant des années contribuent puissamment à l'augmentation de la capacité professionnelle. Nous rencontrons souvent des transformations semblables chez des masseurs professionnels dont la constitution était robuste à la naissance, et auxquels il est échu du travail en quantité graduellement et lentement croissante. Ce qui saute surtout aux yeux, ce sont les hypertrophies musculaires et osseuses du tronc en général et des membres supérieurs en particulier. C'est en grande partie à ces transformations que le médecin-masseur est redevable de ce qu'il est à même de travailler quotidiennement plusieurs heures avec un grand déploiement de forces. Ici, chez les massagistes, se répète ce qui a lieu chez les violonistes et les pianistes ayant recours, dans l'exercice de leur profession, à une méthode rationnelle (2). Toutefois chez les musiciens, les transformations sont limitées presqu'exclusivement aux doigts; chez les violonistes, il y a allongement considérable de l'index et du médius gauches; or, chez les masseurs, elles intéressent principalement le métacarpe; il devient plus épais et plus large, en raison de l'augmentation de volume des os et des muscles. Les doigts qui dépassent en longueur la moyenne sont plutôt gênants que favorables à l'exercice du massage: d'une part, ils ont plus de peine à épouser des surfaces rondes peu étendues; d'autre part, les doigts d'une main heurtent facilement ceux de l'autre main.

C'est la musculature des éminences thénar et hyperthénar qui est fortement développée; vient ensuite celle des doigts, de l'avant-bras et du bras. Les doigts se développent principalement en largeur. La cage thora-

(1) V. la note de la page 66.

(2) ZABLUDOWSKI, Ueber Klavierspielkrankheit in der chirurgischen Praxis, *Archiv für klinische Chirurgie*, Bd LXI, Heft 2.

cique se développe aussi bien dans le diamètre transversal que dans le diamètre antéro-postérieur ; il en est de même de la ceinture scapulaire. L'hypertrophie intéresse aussi la moitié inférieure du cou : les transformations survenant chez les masseurs sont souvent semblables à celles que subissent les chanteurs.

Les transformations subies par les masseurs attirent surtout l'attention, si l'on compare la moitié supérieure du corps avec l'inférieure qui n'exécute qu'un travail relativement minime. Ces transformations sont d'autant plus dignes d'être notées qu'elles surviennent chez des sujets dont le développement est déjà plus ou moins terminé au début de leur carrière de massagistes.

20. — Aides dans l'exercice du massage.

Il n'existe pas de cas où le médecin ne puisse pratiquer le massage sans *aides*.

En tenant compte des règles déterminées concernant la technique, surtout de celles qui commandent sa position par rapport au malade, le médecin n'a pas besoin d'être assisté pour l'exécution des manœuvres. La différence capitale entre les mouvements exécutés au cours du massage et ceux pratiqués dans la gymnastique dite thérapeutique, consiste en grande partie dans l'*influence personnelle que, en raison des rapports directs*, on peut exercer grâce au massage. De là découle aussi la nécessité pour le malade d'être, pendant toute la durée du traitement, sous la surveillance *d'un seul et même médecin*. C'est seulement sous cette condition que l'on peut porter un jugement raisonné sur l'aptitude fonctionnelle du malade et suivre exactement l'effet des diverses manipulations. En effet, nous ne devons jamais perdre de vue l'observation courante, à savoir que la même manipulation pratiquée dans des conditions presque identiques provoque chez différents individus une réaction dissemblable.

Nous devons encore prendre en considération les processus psychiques qui ont lieu chez les sujets qui ont besoin d'être traités. Ils s'habituent au médecin au cours d'un traitement qui exige beaucoup de temps et pendant lequel ils entrent avec lui, dans le sens le plus strict du mot, en contact intime. Le malade éprouve l'impression que le médecin qui *se donne beaucoup de peine* à le traiter, a bien étudié aussi les processus qui s'accomplissent dans son organisme.

Le traitement par un seul et même médecin devient surtout nécessaire lorsqu'il faut porter un jugement sur des aggravations ou des simulations, par suite du mauvais vouloir, ou résultant d'un amoindrissement général, acquis ou héréditaire, de la personnalité morale, ou enfin de l'hystérie consécutive à un accident (névrose, hystérie traumatique).

En partant de considérations analogues nous jugeons inadmissible que des malades voulant se soumettre à la massothérapie chez un médecin soient renvoyés par lui à un autre. Les choses sont un peu différentes lorsqu'il s'agit du traitement policlinique dans un grand établissement. La confiance du malade repose alors principalement sur l'établissement luimême : aussi le médecin qui examine les malades est-il bien autorisé à les répartir ensuite entre ses aides, soit pour diviser le travail, soit dans un but pédagogique. Grâce à la surveillance incessante exercée par le médecin en chef d'un grand institut, il devient possible de parer aux inconvénients résultant du changement, parfois inévitable,de l'aide qui masse. Suivant l'irritabilité du sujet ou le peu de durée du cas, le choix tombera sur des assistants plus ou moins exercés (1).Ainsi les cas concernant les troubles généraux de la nutrition chez des sujets médiocrement nerveux peuvent être confiés à des aides jeunes qui ont du cœur à l'ouvrage, tandis que les traumatismes récents, surtout les fractures osseuses et luxations, ainsi que les cas associés à la neurasthénie, à l'hystérie et surtout à l'hystérohypocondrie prononcée seront attribués à des assistants plus âgés et plus exercés.

En limitant au plus strict nécessaire les entretiens entre le malade et le masseur, on se met à l'abri des suggestions fâcheuses que pourraient provoquer des personnes peu exercées. Nous tenons surtout à ce que, dans les cas où l'on peut s'attendre à une aggravation ou chez les sujets à personnalité morale amoindrie,on ne recherche pas trop les points douloureux.

§ 5. — Autodidaxie.

De même que pour l'exercice de n'importe quel art, la direction d'un professeur versé dans le massage est nécessaire pour acquérir les habitudes techniques indispensables à l'exécution du massage d'une manière rationnelle. Nous sommes tous les jours témoins de ce fait que des médecins s'adonnent au massage comme si, dans cette spécialité, l'on pouvait se passer de l'expérience d'un spécialiste acquise par des années de travail. De même qu'il est impossible d'apprendre à bien jouer du piano si l'on ne fait que regarder jouer les autres et étudier des ouvrages sur le jeu du piano, de même en se bornant à regarder, on n'arrivera jamais à bien masser. L'élève ne pourra se rendre compte de la façon correcte de masser que si le professeur a corrigé les erreurs inévitables au début.

(1) Zabludowski, *Die neue Massageanstalt der Universitaet Berlin*, München, 1901, Seitz et Schauer, éditeurs. — Le même, La nouvelle Ecole de Massage de l'Université de Berlin. *Revue internationale de thérapie physique*, Rome, 1901 et *Scalpel, journal de médecine de Liège*.

Le massage caractérise actuellement *l'essence de la thérapeutique :* c'est un procédé dans lequel la science et l'art sont combinés et maintenus en équilibre réciproque grâce à une grande connaissance du cœur humain.

§ 6. — Massage des profanes.

Le massage constitue probablement la seule branche de la pratique médicale où survivent encore les traditions de l'époque à laquelle des sages-femmes, des barbiers-chirurgiens, des rebouteurs étaient souvent admis, sous la surveillance des médecins, à traiter des affections graves, telles que luxations (peu de jours après réduction ou non réduites), fractures mal consolidées, volvulus, hystérie grave et hypocondrie. On dirait que l'on a complètement oublié que, pour mener à bonne fin un traitement, *il importe en premier lieu de se rendre un compte exact du cas donné*, et seulement en second lieu d'être maître des moyens techniques. Un coup d'œil jeté sur l'activité d'un nombre assez respectable de masseurs démontre que cette activité consiste principalement à répandre sur la surface cutanée de grandes quantités de vaseline. Mais où l'activité de ces personnes ignorant la médecine mérite pleine condamnation, c'est lorsque, imitant certains spécialistes, ils se mettent à traiter avec énergie des processus inflammatoires incomplètement guéris, ou à combattre par la violence des obstacles mécaniques de nature osseuse.

Tout en nous élevant contre la pratique *autonome* du massage par des profanes, nous sommes obligé d'avouer que maintes fois le médecin ne peut se passer du concours de profanes ayant appris la technique du massage et s'y adonnant; nous voulons parler des masseurs et des masseuses. Cela est vrai en premier lieu en ce qui concerne les grands hôpitaux ou maisons de santé avec policlinique, où un grand nombre de cas sont soumis au massage. Ici médecins et masseurs travaillent simultanément. On ne dispose pas à l'hôpital de médecins en nombre suffisant pour pratiquer le massage chez des personnes atteintes de processus inflammatoires guéris. En effet, ce traitement demande beaucoup de temps et on a à combattre des atrophies musculaires et à faire exécuter des mouvements simples. Nombre de cas où le tableau clinique n'est assombri ni par l'hystérie, ni par la neurasthénie, ni par les états purement psychiques causés par la poursuite d'une rente après un accident, peuvent être traités par les masseurs côte à côte avec les médecins. Même dans la clientèle privée le médecin, pour des raisons extra-médicales, ne peut mener seul à bonne fin le traitement des malades atteints de troubles généraux de la nutrition, lequel demande des semaines et des mois.

Le massage des profanes ne peut non plus être négligé dans les soins à donner aux malades obligés de garder le lit (1). Grâce à l'emploi à temps du massage et des exercices de mouvements actifs et passifs (gymnastique respiratoire, mouvements des articulations éloignées du foyer morbide), il devient possible de prévenir l'apparition des complications qui auraient mis en danger la vie des opérés et des sujets ayant subi un accident. Cela s'applique aux complications, telles que décubitus, bronchites généralisées ou faiblesse cardiaque, surtout chez des personnes bien portantes autrefois qui, sans transition, sont condamnées à un repos prolongé au lit par suite d'opérations dans la cavité abdominale. L'emploi à temps du massage bien pratiqué fait par la garde-malade, prévient les atrophies musculaires (deltoïde et quadriceps fémoral) qui, non traitées, deviennent souvent irréparables ; il combat aussi efficacement les troubles gastro-intestinaux et l'hypocondrie qui s'y associe.

Nous rangeons aussi dans le domaine des soins à donner aux malades le massage des surfaces étendues du corps (massage général) employé comme contre-excitation pour combattre les excitations accoutumées, tenant soit aux narcotiques (morphine, chloral hydraté, bromure, nicotine), soit aux excitants (spiritueux, éther, onanisme). Rentre aussi dans cette catégorie le massage trop peu apprécié constitué par le traitement par les occupations. Le massage associé à quelques exercices simples constitue la fontaine de Jouvence pour maints infirmes et vieillards.

Pratiqué par des profanes pas trop exigeants, le massage offre aux gens peu fortunés une partie du soulagement que les personnes aisées trouvent dans les saisons thermales.

Le massage cosmétique ou de beauté (face, cou, épaules, mains, hanches) constitue aussi un champ de travail pour les profanes.

L'exercice du massage est incompatible avec la profession d'infirmier, car celui-ci est obligé de manier souvent les solutions phéniquées, par exemple pour appliquer des pansements antiseptiques ; de même aussi la masseuse ne peut faire son ménage (faire la cuisine, laver la vaisselle). Ces travaux rendent les mains rugueuses et, partant, inaptes au massage général.

Quoi qu'il en soit, en nous adressant aux profanes, nous attachons autant de valeur aux qualités morales et à la discipline qu'à la technique.

§ 7. — Automassage.

Tout en donnant, autant que possible, comme tâche aux malades l'exercice des mouvements actifs, nous nous prononçons contre l'*automassage*,

(1) V. la note de la page 69.

c'est-à-dire contre la pratique sur soi-même des manipulations de massage dans le sens restreint du mot.

Dans la majorité des cas, l'automassage est, à proprement parler, inexécutable d'une manière efficace. L'effet de l'automassage est parfois négatif : on contracte de mauvaises habitudes. Ce n'est que dans l'atonie gastro-intestinale que deviennent utiles les mouvements spiroïdes de pétrissage ayant pour centre l'ombilic et de là rayonnant sur toute la surface des parois de l'abdomen ; ce pétrissage sera pratiqué avec les deux mains du malade. Exécuté à une heure déterminée, le matin avant d'aller aux cabinets, que l'on ressente ou non le besoin d'aller à la selle, l'automassage exerce une action suggestive assez appréciable et rend assez souvent superflue l'administration des purgatifs.

§ 8. — Enseignement de la technique du massage.

On peut, à la rigueur, pratiquer une opération d'après un *traité* muni de bonnes figures. Toutefois un médecin jeune et consciencieux ne procédera point à une opération après l'avoir étudiée seulement dans un livre. Il en est de même pour les manœuvres de massage. Le médecin bien *exercé* dans ce domaine peut, sans grande difficulté, pratiquer, après l'avoir étudiée seulement dans un livre, une manœuvre qui lui semble convenir au cas donné. De plus, le livre facilite considérablement la compréhension de ce que l'on vient d'observer (1).

Pour servir d'introduction aux manipulations de massage, il est commode et utile d'avoir recours à des *mannequins*, c'est-à-dire des sujets qu'on loue spécialement dans ce but. L'étudiant répète en présence du professeur les manipulations dont la démonstration vient d'être faite sur le mannequin, et resté seul après la leçon, s'y exerce à plusieurs reprises ; le mieux est de faire faire ces exercices à plusieurs élèves ensemble. Nous combattons l'acquisition de mauvaises habitudes en faisant exécuter à l'élève, d'une façon précise, sur le mannequin, les manœuvres *isolées* et

(1) Pour la littérature ancienne (avant 1882), comp. ZABLUDOWSKI, *Contribution à l'action du massage sur les sujets sains* (*en russe*), St-Pétersbourg, 1882. En ce qui concerne la littérature plus récente, comp. : GOLDSCHEIDER et JAKOB, *Handbuch der physikalischen Therapie*, Leipzig, 1901 et 1902, Georg Thieme, éditeur ; ANTON BUM, *Handbuch der Massage und Heilgymnastik*, 3e édition, Berlin-Wien, 1902, Urban et Schwarzenberg, éditeurs ; DOUGLAS GRAHAM, *A Treatise on Massage*, 3e édition, Philadelphia et London, 1902, J. B. Lippincott et Cy, éditeurs ; E. v. LEYDEN, A. GOLDSCHEIDER und P. JAKOB, *Zeitschrift für diaetetische und physikalische Therapie*, Bd. I-VI, Leipzig, Georg Thieme, éditeur ; MAX DAVID, *Monatsschrift für orthopädische Chirurgie und physikalische Heilmethoden*, Bd. I et II, Berlin, Eugen Grosser, éditeur ; CH. COLOMBO, *Revue internationale de thérapie physique*, années I-III, Rome ; RENÉ MESNARD, *Revue de cinésie*, I-IV, Paris.

seulement après, les manœuvres *combinées*. De même aussi, toujours dans le but d'une exécution précise, l'élève pratiquera, dans les commencements, chaque manœuvre avec une *vitesse moindre*. Mais dès que l'élève aura appris à bien exécuter les manœuvres, il peut se passer du mannequin, et nous l'autorisons alors à traiter des malades.

Parmi les malades qui viennent dans une grande policlinique, il y a toujours plusieurs chroniques à réaction peu accusée dont le traitement peut, sans danger aucun, être confié même à des débutants, pourvu qu'ils soient contrôlés. Suivant l'étendue du champ opératoire, chacun des débutants, dans les premiers temps de l'exercice sur des malades, n'aura à masser qu'un ou deux malades pendant la leçon. De la sorte on favorise la pratique consciencieuse des manœuvres. Plus grandes sont la précision et la lenteur avec lesquelles l'élève masse un seul et même malade, mieux se gravent dans sa mémoire, d'une part, le tableau clinique et, d'autre part, les diverses positions que doit occuper le malade et l'organe à masser. En effet, dès que la technique est apprise, les mannequins facilitent trop la tâche à ces élèves plus avancés en se plaçant dès le début dans la position qui convient le mieux pour le massage de tel ou tel organe. Or, en se mettant à travailler sur un nouveau malade, l'élève a à résoudre plusieurs problèmes instructifs, à savoir : placer le malade dans la position convenable, occuper lui-même la position la plus appropriée à chaque manipulation et ne pas se fatiguer outre mesure.

En admettant à l'enseignement du massage des personnes étrangères à la médecine, il importe de faire grande attention à leur valeur morale aussi bien qu'à leur constitution physique. Vu les limites que nous traçons à leur activité ultérieure, peu nous importe qu'elles ne possèdent que des connaissances élémentaires en anatomie et en physiologie. Trop souvent dès que leurs connaissances générales en médecine sont devenues plus larges, elles ne tardent pas à outrepasser les pouvoirs à elles délégués.

Deux à trois mois suffisent à des profanes pour apprendre tout ce dont ils sont besoin dans leur profession de masseur. L'enseignement consiste, tout d'abord, à leur apprendre sur le mannequin la pratique des diverses manipulations, ensuite leurs applications à diverses parties du corps, puis à les exercer à pratiquer le massage général sur des malades peu irritables (cas d'obésité, de polyarthrite rhumatismale chronique, de myosite rhumatismale chronique), à les exercer à exécuter les « prescriptions de massage », c'est-à-dire à pratiquer, dans un certain ordre de succession, des manipulations de massage bien déterminées associées à des exercices de mouvements, et cela dans des formes morbides typiques bien choisies (céphalée, scoliose d'origine myopathique, lumbago, reliquats des luxations et des fractures, sciatique-névralgie chronique). On commencera par faire exécuter ces dernières manipulations sur des mannequins, après quoi on fera travailler les étudiants à la policlinique sur des malades peu excitables.

En règle générale, moins la personne qui s'occupe de massage possède de connaissances médicales, plus elle doit être astreinte à n'agir que par routine.

§ 9. — Installations pour massage.

Quelle que soit la spécialité à laquelle ressortissent les malades qui doivent être soumis au traitement par le massage, la règle de conduite qui doit présider à la création d'une *grande* installation est contenue dans la sentence suivante de Dieffenbach : « de tous les appareils chirurgicaux, ce sont les plus simples qui sont les meilleurs, et le perfectionnement ne va de pair qu'avec la simplification ». Ce que l'on pourrait dire concernant un très grand nombre d'appareils pour massage tels qu'on les trouve dans de grands magasins d'instruments, dans les expositions d'instruments médico-chirurgicaux, c'est que non seulement on peut s'en passer, mais qu'ils sont même incommodes. On les trouve, dans maints établissements, occupant, sans utilité aucune, une place précieuse, et mettant par leur présence en garde contre des acquisitions précipitées.

La « méthode de Maetzger » qui occupe, à juste raison, une place prépondérante dans la massothérapie depuis un quart de siècle, n'a pas recours à des appareils (Comp. Norström, *Traité théorique et pratique du massage*, 2e édition, Paris, 1891). Le nombre des appareils à massage est maintes fois en raison inverse de l'habileté manuelle de leur possesseur.

L'établissement de massothérapie contiendra deux salles de travail, un salon d'attente, une chambre pour l'examen et un vestiaire. Tous ces locaux seront munis de meubles ordinaires, solides, pas trop surchargés d'ornements. Les deux salles de travail sont nécessaires pour que l'on soit à même de procéder au traitement du second malade avant que le malade précédent ait quitté la chambre ou le lit. S'il s'agit d'une policlinique, le médecin et un ou deux assistants peuvent travailler simultanément dans une seule et même salle.

Outre les meubles habituels, l'établissement contiendra encore : deux à trois lits à massage, plusieurs chaises à vis, plusieurs tréteaux, plusieurs petites tables en fer sur roulettes avec plaque en verre et étagère pour y poser les pots de vaseline, quelques marchepieds (pour les exercices consistant à monter les escaliers), un bâton ou une baguette (pour les mouvements actifs se passant dans les articulations de l'épaule et du coude), deux paires d'haltères, l'une de 1 et l'autre de 2 kilogrammes pour chaque haltère (exercice de mouvements actifs se passant dans toutes les articulations des membres supérieurs) ; un seau en fer-blanc (exercice consistant à le porter et à l'élever); plusieurs ballons en caoutchouc de diverses grandeurs avec trou (exercices de mouvements actifs contre la raideur des doigts) ; une boîte en fer-blanc à fermeture hermétique contenant 0 kil. 5 de vaseline ; une spatule en corne pour retirer la vaseline; quelques boîtes en verre avec couvercle (pour conserver la vaseline dont on se sert pour le massage) ; une boîte à pansements en zinc laminé fermant à clef et munie d'une poignée (pour conserver les matières à pansements ; on appliquera des pansements plus ou moins légers après le massage des articulations atteintes d'affections aiguës ou subaiguës ; on pansera aussi les plaies ouvertes) ; quelques attelles (pour fixer les articulations en cas d'épanchement consécutif à des mouvements passifs forcés); un stéthoscope, un marteau à percussion, un plessimètre ; une bascule (pour peser les malades et le personnel) ; plusieurs serviettes à frotter, des serviettes ordinaires et des draps; deux lavabos avec eau et savon ; plusieurs blouses de travail ; un registre contenant l'histoire des malades (il portera des numéros d'ordre pour toute l'année courante) et un registre pour consigner le nombre quotidien des malades, avec des rubriques spéciales pour hommes, femmes et enfants.

Dans un établissement mieux installé on trouvera encore un moteur électrique avec des accessoires pour des mouvements de secousse (vibrations, tapotements) à pratiquer sur les diverses parties du corps, sur la surface cutanée (région cardiaque, points d'émergence des nerfs), dans les diverses cavités naturelles (arrière-gorge, larynx, vagin, rectum) ; un appareil électrique pour le diagnostic ; une trousse de poche contenant des instruments chirurgicaux ; quelques bougies en gomme ; un petit appareil de stérilisation ; une petite lampe à alcool pour stériliser les sondes nasales ; une petite armoire avec les instruments et les substances dont on a besoin pour procéder à l'analyse de l'urine ; des ciseaux pour couper le papier et le plâtre ; un masque et un flacon compte-gouttes pour la narcose chloroformique ; si l'on dispose de beaucoup de place, tel ou tel appareil pour la production des mouvements avec résistance. La baguette simple peut être remplacée utilement par une canne métallique à ressort, contenant de chaque côté un ressort à boudin et dont les extrémités sont munies de poignées sphériques. En saisissant cette canne aux deux bouts, on acquiert la possibilité d'exécuter des exercices étendus avec les bras, et cela même lorsque l'articulation de l'épaule est peu mobile. Grâce à l'allongement de cette canne, elle peut être employée même dans les cas où, par suite de la grande résistance opposée par l'articulation de l'épaule à une canne ordinaire, on aurait été obligé de renoncer à son usage.

Si l'on a affaire à des personnes assurées contre les maladies, il est, dans certaines conditions, utile de disposer d'une installation radiographique : elle peut rendre des services signalés lorsqu'il faut délivrer des certificats sur le degré d'incapacité au travail après un accident.

Le massage en ville demande, pour être effectué : une boîte en bois remplie de vaseline (son diamètre ne dépassera pas 4 à 5 cent. et sa hauteur 2 cent.), une paire de serviettes, parfois aussi quelques rouleaux d'ouate, une bande de toile, quelques bandes de tarlatane empesée ou une bande en caoutchouc.

II. — MÉTHODES DE MASSAGE AVEC APPAREILS

Les appareils employés dans le massage peuvent être rangés sous les chefs suivants :

1° Petits appareils, de construction simple ;

2° Grands appareils, de construction compliquée :

A. — Appareils fixes ;

B. — Appareils transportables.

Nous ne faisons que mentionner les *strigili* ou les bâtons de Galien, dont les originaux sont au Musée de Berlin et dont les Grecs et les Romains se servaient pour le massage au bain ; nous n'insistons pas non plus sur le balai de bouleau couvert de feuilles dont les Russes se servent au bain dans le même but, et cela, à en juger d'après la chronique de Nestor qui date du xie siècle, depuis l'antiquité la plus reculée. Mais, en outre de ces appareils primitifs, la technologie, dans sa marche en avant, s'est aussi évertuée à fournir pour le massage des appareils qui ont la prétention de remplacer la main soit complètement soit en partie.

§ 1. — Petits appareils.

Les « tapoteurs des muscles » (*Fausteln*) de Klemm peuvent, pour le dernier quart du siècle passé, être considérés comme le prototype des *petits appareils de construction simple* destinés à décharger la main de la majeure partie du travail fatigant à accomplir. Les tapoteurs, sous forme de bâtonnets ou de poires, sont en caoutchouc non durci. On peut dire la même chose des boules en fer pour le massage (de Sahli), que l'on roule sur l'abdomen. Les appareils que nous venons d'énumérer sont recommandés pour l'automassage.

L'extension des indications du massage de beauté — employé pour faire disparaître les rides de la face, améliorer le teint, rendre la taille plus fine — a augmenté considérablement, dans ces derniers temps, la demande des appareils pour l'automassage. Un grand nombre d'appareils semblables ont été débités dans des établissements dits en Allemagne instituts pour le massage de la face, et en France, laboratoires de beauté. On y offre aux clientes quelques appareils pour le massage de la face, du cou et de la nuque. Ce sont des bobines sphériques de diverses dimensions et de différentes substances, telles que os, pierre naturelle ou artificielle, verre, caoutchouc durci, cellulose. Les clientes de ces « laboratoires » sont instruites dans le maniement de ces appareils (faire glisser les bobines dans le sens des sillons de la face); on leur apprend aussi à badigeonner la face avec plusieurs crêmes, poudres, etc. placées par l' « Institut », ainsi qu'à se servir d'un appareil à vapeur.

Quant au massage des parties du corps plus étendues à surface plus ou moins égale, on se sert dans ce but de cylindres en bois constitués par un arbre à main et des rouleaux rotatifs mobiles en nombre variable ; on a aussi recours à des manches sur lesquels s'ajustent des accessoires variables en forme de bouton,, de boule, de cylindre, de poire, de rein, de plaque, de fourche ou de coupe d'où différentes formes de massage, suivant l'accessoire et la direction de la main. La diversité est encore accrue par suite de la diversité des surfaces des accessoires : les uns sont rugueux, d'autres sont munis de dents trièdres ou couverts de peluche.

Le *massage avec appareils* est parfois combiné avec l'application de l'*électricité*, pour ce faire, l'appareil pour le massage est pourvu d'un mécanisme qui permet d'y faire passer un courant. L'instrument est constitué dans ce cas par un cylindre de charbon ou métallique couvert de flanelle ou de cuir chamoisé, réuni à des rhéophores et muni d'un manche isolant. Le cuir ou la flanelle est humecté avant de se servir de l'appareil.

Les *fers à repasser thermophores* et les *bobines thermophores* permettent de combiner le *massage* avec la *chaleur*. C'est à GOLDSCHEIDER que nous devons la forme et l'emploi de ces appareils qui rendent des services dans le traitement des myalgies, surtout du lumbago. Le fer à repasser thermophore est un vase creux en fer-blanc rempli d'un mélange de sels dont les plus importants sont certains sels de soude. Le mélange salin possède la propriété de fondre dans l'eau de cristallisation et en recristallisant peu à peu, de ne céder que lentement et graduellement la chaleur latente, de sorte que l'appareil demeure chaud pendant des heures. Avant de se servir de l'instrument, on le laisse pendant 10 à 15 minutes dans de l'eau chaude, après quoi l'appareil chaud est promené sur la région correspondante ; les mouvements d'effleurage sont exécutés en exerçant une pression plus ou moins accusée. En ce qui concerne sa chaleur produite sur la surface cutanée, l'effet du thermophore se rapproche de celui provoqué par la friction avec les phalangettes. Selon GOLDSCHEIDER, l'effet de ces manœuvres n'est pas dû exclusivement au changement dans la distribution du sang, mais nous avons plutôt affaire à une excitation des nerfs, notamment à l'excitation des nerfs thermiques laquelle, de son côté, se propage à d'autres régions (Comp. A. GOLDSCHEIDER, *Die Bedeutung der Reize für die Pathologie und Therapie*, Leipzig, 1898. — LE MÊME, Beitræge zur physikalischen Therapie, *Verhandlungen des Vereins für innere Medizin in Berlin*, Iahrgang XIX, 1900).

On a construit aussi des thermophores pour le massage qui peuvent être reliés à un courant électrique : nous avons donc ici le *massage*, la *chaleur* et l'*électricité* combinés.

Dans l'*appareil pneumatique pour massage* on utilise l'onde aérienne. Cet appareil dû à Noebel est destiné au massage de la membrane du tympan et de la muqueuse pituitaire. Il est constitué par une petite machine pneumatique actionnée par le volant d'une machine à coudre. Le mouvement de va-et-vient d'un piston a pour effet la raréfaction et la compression alternative de l'air dans le cylindre de la machine pneumatique. On se sert, pour le *massage de l'oreille*, d'une olive en caoutchouc vulcanisé qui est fixée à une extrémité du cylindre et qui entre à frottement dans le canal auditif externe. Pour le *massage du nez*, on se sert d'un petit ballon en caoutchouc qui, après graissage préalable, est promené d'avant en arrière et d'arrière en avant dans la cavité nasale. Dans le massage auriculaire, les ébranlements de la membrane du tympan suivent les mouvements de l'onde aérienne interposée entre celle-là et l'olive, tandis que, dans le massage nasal, la dilatation ou le rétrécissement du ballon, ainsi que son déplacement exercent une pression directe sur la muqueuse pituitaire.

L'appareil pneumatique est assez souvent employé pour l'automassage, à savoir, contre la dureté d'oreille consécutive à la sclérose de la membrane du tympan, ou contre le coryza chronique accompagné d'hypertrophie de la muqueuse nasale. L'action de l'appareil pneumatique ressemble à celle que l'on obtient en appuyant fortement les bouts des deux annulaires sur les conduits auditifs externes et en imprimant aux deux avant-bras des vibrations rapides et énergiques, de sorte que les bouts des doigts tantôt se rapprochent, tantôt s'éloignent l'un de l'autre.

§ 2. — Grands appareils.

A. — Appareils fixes.

Parmi les grands appareils qui ont pour but de remplacer complètement la main qui masse, nous distinguons les appareils *fixes* et les appareils *transportables*. Parmi les premiers les appareils « médico-mécaniques » du Dr Gustav Zander (de Stockholm) introduits par lui en 1865, ont acquis une place prépondérante en thérapeutique. L'introduction de ces appareils fut suivie d'une discussion détaillée de leur mode d'emploi et des indications. Tout un système parfait de « gymnastique mécano-thérapeutique » fut ainsi créé.

A côté des appareils pour les mouvements actifs, ZANDER a aussi construit toute une série d'appareils pour les mouvements où le malade se comporte d'une manière passive, en d'autres termes, aussi bien pour obtenir des mouvements dans les diverses articulations du corps dont la mobilité est compromise à la suite de processus pathologiques, que pour agir directement sur les tissus, indépendamment de tout mouvement se passant dans les articulations. Nous voulons parler des manœuvres de massage dans le sens restreint du mot, à savoir, ébranlements, hachures, tapotements, foulages, en partie aussi pétrissages et frictions.

Le principe sur lequel repose l'action des appareils de ZANDER, ce sont les lois du levier. Les appareils pour les mouvements actifs sont mis en marche à l'aide de poids, tandis que les appareils pour les mouvements passifs ou de massage le sont à l'aide d'une courroie sans fin reliée à une machine à vapeur ou à un moteur électrique. Les diverses parties des machines sont mues par des roues dentées de diverses dimensions. En débrayant les courroies, on peut arrêter les machines à n'importe quel moment. La force de la pression exercée par les appareils sur le corps, est mesurée à l'aide de manomètres. La vitesse du mouvement dépend du nombre des dents des roues en action ; la lecture du temps se fait sur une horloge.

Il y a des appareils spéciaux pour produire des ébranlements, des frictions, des tapotements, des pétrissages, des effleurages, etc. Pour les distinguer d'autres appareils désignés par *a* (actifs), ces appareils sont désignés par la lettre *p* (passifs). Sur la prescription concernant la gymnastique et délivrée, dans chaque cas donné, par le « directeur » à l'adresse du personnel préposé aux machines, les manipulations de massage sont désignées par la lettre *p*, la partie du corps à masser par *C* (corpus = tronc), *A* (Arm = membre supérieur), *B* (Bein = membre inférieur), le nombre, par minute, des coups isolés (en cas de tapotages et de vibrations) en chiffres, la force compressive (en cas de pétrissage et d'effleurage) d'après le manomètre, la durée de ch aque manpulation en nombre de minutes.

La meilleure part du système ZANDER ne laisse pas d'être dans les appareils pour les mouvements actifs et avec résistance. En effet, de par la nature des choses, quelle que soit l'ingéniosité avec laquelle est conçu le plan de la machine, il existe néanmoins un grand nombre d'affections articulaires (il en est de même pour les épanchements et l'œdème), où la machine est impuissante à remplacer la main qui épouse tous les contours de la partie du corps. De plus, elle ne permet jamais d'obtenir *tout ce que l'on peut atteindre*, du moment qu'il s'agit de relever la volonté défaillante, d'éduquer, de former de nouvelles associations et coordinations. Les mouvements accomplis à l'aide des machines,continués pendant des heures, fournissent parfois des résultats négatifs chez les membres des caisses d'assurances contre la maladie et des sociétés professionnelles que l'on envoie quelquefois, pour achever le traitement, dans des établissements munis des appareils de ZANDER. Les malades s'accoutument aux mouvements sans but accomplis par eux, leur rétablissement ne fait point de progrès et, au cours du travail fait automatiquement, ils méditent sur l'issue probable du procès pendant devant la justice en ce qui concerne l'indemnité qui leur sera payée.

Pour rendre possible l'apparition d'une impulsion se frayant une voie à travers un obstacle, il est souvent indispensable de pratiquer un massage palpatoire exact pour libérer le nerf des adhérences qui l'enserrent ; de plus, il y faut toute l'impulsivité et l'énergie du médecin qui impose son autorité. En s'adaptant sans cesse à l'humeur changeante du malade, on réussit à obtenir un résultat satisfaisant même dans des cas où avaient échoué bon nombre d'autres tentatives. Que de fois sommes-nous obligés d'improviser de nouvelles combinaisons des manœuvres à notre disposition, afin de vaincre une résistance résultant du manque de confiance en soi du côté du malade ! Dans des circonstances semblables, ce qui importe le plus, ce n'est pas tant la mensuration mathématique de la force qui s'accroît de jour en jour, mais plutôt l'énergie avec laquelle le travail est accompli. Une partie de cette énergie se transmet du médecin au malade. Un *moment d'énergie* semblable met souvent le malade à même d'avancer à grands pas. Cette influence réciproque entre le médecin et le malade nous permet souvent, en un laps de temps relativement court, de remettre sur pied des malades qui étaient obligés de garder le lit. C'est donc ici ou jamais le cas pour le médecin de faire preuve de sa science et de son art, ainsi que de ses capacités psychologiques. Le malade se met alors à avoir de la confiance dans la ligne de conduite du médecin qui tend toujours vers le même but, et le traitement est mené à bonne fin sans interruption, et cela malgré toutes les difficultés éprouvées.

Mais abstraction faite de ces cas qui appartiennent principalement aux domaines de la chirurgie et de la neurologie, il reste encore un champ vaste pour le traitement systématique à l'aide de machines, à savoir, le domaine important des *troubles généraux de la circulation et de la nutrition,* ainsi que celui du *traitement par les occupations.*

Conviennent souvent au traitement à l'aide des appareils de ZANDER les cas où, par suite de l'abondance des malades, le médecin ne peut mener personnellement à bonne fin les traitements qui demandent beaucoup de temps et sont très fatigants pour les personnes peu exercées, en d'autres termes, toutes les fois qu'il s'agit non de travail en détail, mais en gros. Il ne faut pas non plus perdre de vue ce fait assez important que, grâce à ces cures médico-mécaniques, nous pouvons nous passer de l'aide des profane s'occupant de gymnastique et de massage, auxquels manque l'*intelligence nécessaire* pour mener à bonne fin des traitements difficiles et prolongés.

Les principes commerciaux spéciaux suivis par la société *Göranssons Mekaniska-Verkstad Stockholm* qui est seule autorisée à fabriquer et à vendre les appareils de ZANDER, font que l'emploi de ces derniers est limité à certains instituts médico-mécaniques. La société se réserve exclusivement l'installation complète de ces instituts. L'installation *complète* d'un institut semblable n'est fournie dans chaque endroit qu'à une seule et unique personnalité. Quant aux appareils, ils ne sont jamais vendus isolément. De la sorte, si dans une grande localité il existe déjà un pareil établissement — à moins que le propriétaire de celui-ci n'ouvre une succursale, — toutes les autres maisons de santé ne peuvent plus se procurer ces appareils. On voit donc que les petites localités qui ne peuvent se permettre le luxe d'acheter en une seule fois l'installation complète, dont le prix est élevé, sont privées de ces appareils; il en est de même des personnes qui, tout en demeurant dans un endroit où existe déjà un institut médico-mécanique, sont dans l'impossibilité de le fréquenter de par la nature de la maladie, ou bien par défaut des moyens pécuniaires nécessaires. Mais, d'autre part, grâce à la *monopolisation*, on est arrivé à ce résultat que tous les instituts où qu'ils se trouvent, sont installés et dirigés d'une manière identique, en conformité avec les intentions de l'inventeur de la méthode.

Le Dr H. KRUKENBERG (de Liegnitz) a construit des appareils basés sur le principe des mouvements oscillatoires ; ces appareils secondent les mouvements comme le fait le massage. De même que, *au cours de la séance de massage*, nous faisons exécuter au malade des *mouvements oscillatoires énergiques* avec les bras, avec l'une ou l'autre jambe, d'où mouvement plus énergique ; ou de même que *nous exerçons, dans le sens du mouvement, une traction* sur le membre déjà en mouvement actif : de la même façon les exercices avec l'appareil de KRUKENBERG constituent un moyen d'activer les mouvements.

Les appareils permettent des mouvements actifs et passifs combinés. C'est le membre lésé lui-même qui dirige le mouvement. Un malade qui est capable d'exécuter seulement des mouvements actifs peu étendus est souvent à même de faire des oscillations larges dans l'appareil à pendule. En raison de l'inertie du pendule, il y a emmagasinement de la force mécanique produite par les mouvements isolés. De la sorte les appareils à pendule étendent les excursions des mouvements du malade ; en effet, les déplacements et les chocs les plus minimes sont amplifiés par le pendule et se manifestent avec grande énergie sous forme de mouvements passifs. On peut varier à volonté la force avec laquelle le pendule agit sur l'articulation ; plus grand est le poids et plus long est le bras du levier, plus est accusée la force qui agit sur l'articulation ; plus grand est le pendule, plus grande est la lenteur des oscillations. En combinant le pendule avec une roue à la périphérie de laquelle sont suspendus des poids plus ou moins lourds, on peut adapter ces appareils aux mouvements avec résistance.

Les appareils de KRUKENBERG que l'on peut se procurer isolément, rendent des services dans la pratique chirurgicale hospitalière : le médecin qui est hors d'état de consacrer le temps nécessaire au traitement par les mouvements, acquiert la possibilité d'imposer au malade l'exécution, à l'aide de l'appareil à pendule, des mouvements qui hâtent la convalescence ; de plus, il peut en même temps remplir les indications d'un traitement par les occupations.

Au point de vue de la perfection technique, les appareils de ZANDER et de KRUKENBERG défient toute concurrence. En les prenant comme modèles, on a, dans ces dernières années, introduit de divers côtés des appareils à massage. Les uns s'en servent exclusivement pour le traitement de leurs malades personnels, pour la plupart membres des caisses d'assurance contre les maladies ou des caisses d'assurance contre les accidents formées par les sociétés professionnelles ou les institutions municipales ; d'autres les répandent aussi par la vente. Pour ce qui est de la construction de ces appareils, quelques inventeurs se sont surtout évertués à fabriquer quelque chose de simple et partant bon marché, tandis que d'autres, en combinant diversement les appareils déjà existants, ont eu surtout en vue de créer quelque chose de « nouveau ». Aussi avons-nous assisté à l'éclosion d'un bon nombre d'appareils, les uns simples, les autres compliqués.

Le Dr MAX HERZ (de Vienne, Autriche) a construit un système de machines pour la gymnastique médicale, et comme dans le système de ZANDER, on y trouve des appareils pour toutes les espèces de mouvements (Comp. MAX HERZ, *Lehrbuch der Heilgymnastik*, Berlin-Wien, 1903). Outre les rubriques habituelles concernant les appareils pour des mouvements avec résistance, passifs et vibratoires, il a encore construit des appareils pour l'autogymnastique inhibitoire et des appareils auxiliaires. Dans ses appareils il intercale, « entre la charge et le bras auquel est appliquée la puissance, une bobine excentrique dont la rotation en avant modifie la résistance ».

Les appareils sont mis en action par des volants. Les oscillations des appareils vibratoires sont dues à la rotation rapide de deux boules de fer autour d'un axe situé dans leur intervalle. Une de ces boules peut être déplacée : la rapproche-t-on du centre, la force centrifuge de l'autre boule prend le dessus, et tout le système rotatoire commence à osciller. Pour graduer l'intensité des oscillations, on approche ou l'on éloigne du centre la boule mobile.

Les vibrations généralisées s'obtiennent grâce à l'emploi du lit vibratoire ; on y a recours contre la nervosité générale, l'insomnie, etc. Il exerce sur le malade couché la même action que le « fauteuil trépidant » de CHARCOT (contre la paralysie agitante) sur le malade assis. Le lit vibratoire est constitué par un support lourd auquel est fixée, par les deux bouts, une plaque flexible en bois de manière à pouvoir être mise en vibration comme l'est une corde tendue d'un violon. Au milieu de la face inférieure de la plaque est adapté un mécanisme à centrifuge qui transmet à tout le lit les vibrations de la plaque. Le malade, en position dorsale, se couche tout étendu. La position abdominale est parfois contre-indiquée sur le lit trépidant : nous avons dans quelques cas observé des irritations sexuelles survenues dans cette position.

Dans l'appareil à tambour (contre la tachycardie) les vibrations sont produites par de nombreuses lanières à extrémités renflées qui sont fixées sur un cylindre exécutant des mouvements de rotation rapides. Les extrétrémités libres volant dans l'air pendant toute la durée du mouvement rotatoire, butent contre tout obstacle — le dos par exemple — qu'ils rencontrent sur leur chemin.

Dans le but de produire de l'autoinhibition (contre les troubles d'incoordination), les appareils correspondants sont munis d'un mécanisme de contrôle consistant en une cloche qui sonne dès que le mouvement exécuté par le malade a dépassé une certaine vitesse. Le signal donné par la cloche incite le malade à être sur la réserve dans les mouvements ultérieurs. La résistance est représentée, dans les appareils pour autoinhibition, par un frein. Les mouvements exécutés à l'aide de ces appareils ressemblent aux mouvements d'auto-inhibition pratiqués à Neuheim par les cardiaques (SCHOTT) : les malades entravent les mouvements actifs en contractant les muscles antagonistes. Contrairement à ce qui a lieu avec les mouvements avec résistance dans la gymnastique suédoise manuelle et à l'aide des appareils de ZANDER, les malades éprouvent des sensations désagréables au cours des mouvements d'autoinhibition.

Grâce aux appareils de HERZ, lesquels, comme ceux de ZANDER, peuvent à eux seuls servir pour l'installation complète d'un « institut de mécanothérapie », on s'oppose efficacement à l'exclusivité des établissements de gymnastique médico-mécanique qui existent déjà. La maison ROSSEL, SCHWARZ et Cie (de Wiesbaden) agit dans ce sens en plaçant, sur des bases commerciales larges, des appareils système ZANDER et HERZ fabriqués par elle. En France plus encore qu'en Allemagne ont été créés une série d'instituts médico-mécaniques pourvus des appareils de Wiesbade. En passant des traités avec diverses sociétés d'assurance des ouvriers contre les accidents, la Société de l'Institut de mécanothérapie de Paris, qui a acquis le droit de vendre en France les appareils fabriqués à Wiesbade, est sûre d'avoir toujours un noyau fidèle de clients pour ses instituts.

B. — Appareils transportables.

On a construit dans ces derniers temps une série d'appareils isolés, facilement *transportables*, destinés à exécuter diverses manœuvres de massage, principalement les manipulations de secousse. Ces appareils, dans bon nombre de cas, peuvent remplacer les vibrations produites par la main, surtout là où il est nécessaire d'exercer une action uniforme et prolongée sur des points déterminés, par exemple, les points de sortie des nerfs périphériques en cas de névralgie.

Les vibrations manuelles présentent, dans la pratique, des difficultés considérables pour ceux qui élargissent les indications de ce mode de traitement, parfois au point d'y avoir recours plus souvent qu'au traitement électrique (Comp. Arvid Kellgren, *Vortraege über Massage*, Wien, 1899). Ce sont les chauds partisans de cette méthode qui remplacent, comme calmant, le courant constant par les vibrations des doigts (parfois si fines qu'en posant la main sur l'avant-bras de celui qui les produit, on les sen à peine), et comme excitant périphérique, le courant faradique par les ébranlements forts produits par le bras tout entier. Chez un médecin un peu prédisposé, la pratique souvent répétée des mouvements vibratoires aux points moteurs (avec une vitesse de 700 oscillations par minute et au-dessus) finit à la longue par faire éclater les phénomènes habituels d'une névrose professionnelle de coordination. De plus, en raison de la stase veineuse résultant des contractions spasmodiques fréquentes des doigts, des varices se développent à l'avant-bras et à la main, d'où douleurs sourdes dans le membre correspondant. Les appareils transportables pour vibromassage sont d'un bon secours dans ces cas.

Les appareils sont mis en mouvement à l'aide de petits moteurs électriques que l'on relie aux conducteurs pour la lumière électrique ou qui sont alimentés par des accumulateurs ou même par des éléments. Les appareils activés par de l'acide carbonique liquide, donnent trop d'embarras : par suite du froid intense que provoque l'acide carbonique en traversant le tuyau, celui-ci se couvre facilement de glace, et le passage s'obstrue. Pour le maintenir libre, on est obligé de chauffer le tube avec une lampe à alcool.

La rotation du moteur électrique du vibrateur met en mouvement un arbre flexible, comme le moteur du tour des dentistes. A l'extrémité de l'arbre sont fixés les accessoires les plus variés qui permettent de pratiquer des manœuvres de massage sur les diverses parties du corps, y compris les cavités naturelles. La vitesse réglée par le rhéostat oscille entre 1000 et 2000 vibrations par minute. Mentionnons les accessoires suivants : pour le massage vibratoire de la tête (casque trépidant de CHARCOT, concusseur d'EWER pour le larynx, concusseur de DAPPER pour l'abdomen), pour le massage rotatoire (bobines pour le massage et boules pour la compression de l'abdomen), pour le massage-tapotage (petits marteau et baguettes en caoutchouc pour le dos), pour le massage-secousse (sondes, en forme de poire, pour le rectum, et porte-ouate pour la muqueuse du nez, de l'arrière-gorge, etc.); enfin, accessoires munis d'un manche élastique fixés de manière à pouvoir être placés dans différentes positions : il devient dès lors possible de régler la force déployée en passant, avec le même appareil, des mouvements plus faibles aux mouvements plus forts et des mouvements de secousse aux mouvements rotatifs.

Le moteur électrique peut, le cas échéant, être remplacé par un moteur mis en mouvement à l'aide du pied (analogue à celui du tour des dentistes), par un petit moteur à main que l'on vissera sur une table.

Les appareils que nous venons de mentionner conviennent surtout pour les cas où il s'agit d'exercer une action sur des points déterminés bien accessibles à l'accessoire du vibrateur. On peut considérer comme tels les points hystérogènes et les points d'émergence des nerfs ; on obtient avec ces appareils un effet inhibitoire. L'accessoire est maintenu immobile, pendant 5 à 10 minutes, aux points d'émergence des nerfs (névralgie), d'où sommation possible de l'effet produit. Nous n'exerçons qu'une pression légère sur le ressort pour ne pas en entraver le jeu.

Nous n'insistons point sur le mode d'emploi de ces appareils, chacun d'eux étant accompagné d'instructions détaillées à ce sujet.

Mais même les cas où il existe des points bien déterminés accessibles au vibrateur sont loin d'être tous justiciables de ce mode de traitement. Il en est ainsi, par exemple, pour les *points spasmodiques et paralytiques* chez les sujets atteints de la crampe des écrivains (chez eux la forme spasmodique ou paralytique résulte de la pression contre la table de la main ou de l'avant-bras au moment d'écrire. (1)) Les personnes atteintes de cette affection, le plus souvent nerveuses à l'extrême, sont très sensibles à la suggestion : aussi l'influence exercée par le médecin joue-t-elle un rôle capital, et le traitement demande-t-il à être individualisé plus que ne le permet l'appareil.

(1) ZABLUDOWSKI, Ueber Schreiber-und Pianistenkrampf, *v. Volkmann's Sammlung klinische Vorträge*, 1901, n°s 290 et 291. — LE MÊME, La crampe des écrivains et des pianistes, *Revue internationale de thérapie physique*, Rome, 1901.

III. — MASSAGE DES ORGANES

Pour répondre aux *desiderata* des praticiens, nous avons tenté de représenter dans les figures dessinées d'après nature les moments caractéristiques du massage de divers organes. Un coup d'œil jeté sur une figure dispense souvent de la lecture d'un exposé détaillé. Les légendes des figures ont été rédigées au moment même où la figure était dessinée. Nous avons pris la précaution de comprendre dans la figure les objets servant de supports (lit, tréteau, marchepied, chaise à vis, etc.) : on pourra donc les faire fabriquer par le premier menuisier venu.

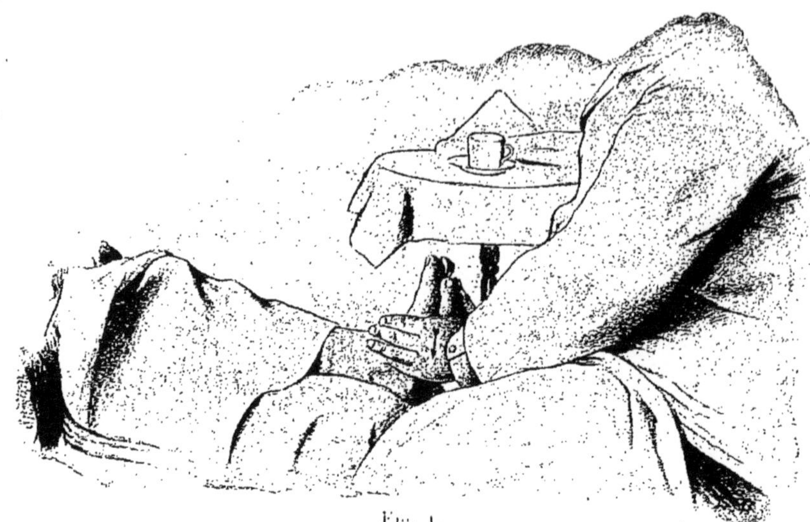

Fig. 1.

Effleurage longitudinal de la plante du pied gauche.

(Pied plat enflammé.)

Le malade et le médecin assis se font face, le pied gauche du malade est placé sur la chaise à vis. La plante atteint le bord antérieur de la chaise à vis. Les trois chaises sont de la même hauteur. Le pied est en relâchement et obéit à la loi de la pesanteur. Le médecin embrasse avec la main droite le bord externe du pied, et le bord interne avec la main gauche, et exécute avec les pouces des mouvements d'effleurage de bas en haut, tandis que les faces palmaires des autres doigts glissent sur le dos du pied. Après avoir fait plusieurs mouvements d'effleurage dans le sens longitudinal, on promène aussi les faces palmaires des pouces dans le sens transversal, de dedans en dehors ; de la sorte avec chaque nouveau trait, les pouces glissent dans l'espace intermétatarsien voisin.

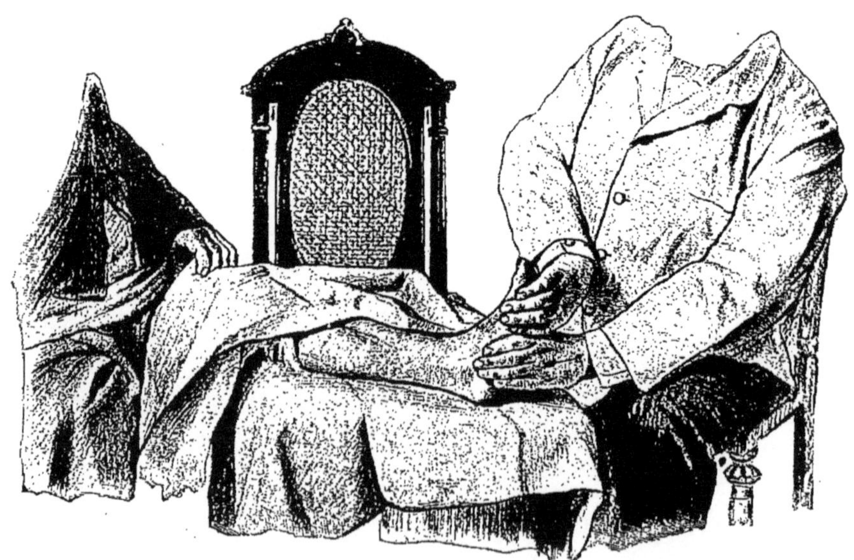

Fig. 2.

Pétrissage transversal de la plante du pied gauche.

Le médecin est assis à gauche du malade. Le pied gauche repose sur une chaise cannée ordinaire recouverte d'une étoffe en laine sur laquelle est étendue une serviette. Le médecin embrasse la plante du pied avec les bords radiaux des deux mains, de manière à ce que les deux pouces se trouvent au bord externe du pied. Les bords externes des deux mains se regardent. Le médecin pratique alors des mouvements de pétrissage dans le sens transversal et en même temps il s'avance d'avant en arrière (des orteils au talon). Les mains se meuvent dans des sens opposés : tandis qu'une main va du bord interne au bord externe du pied, l'autre main exécute le même mouvement de dehors en dedans.

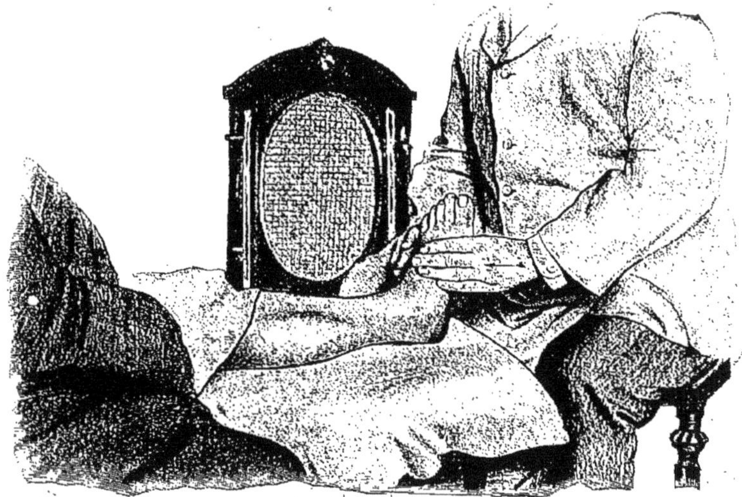

Fig. 3.

Mouvements passifs dans les petites articulations du pied gauche.

(Accès de goutte terminé.)

La main gauche en partant de la plante du pied gauche, repousse vers le haut le bord interne, la main droite en partant du dos du pied, en bas le bord externe du pied, ou *vice versâ*. Le mouvement est exécuté dans tous les espaces intermétatarsiens, le médecin déplaçant les doigts du bord externe du pied vers le bord interne, ou *vice versâ*. Le médecin déplace aussi les doigts d'avant en arrière.

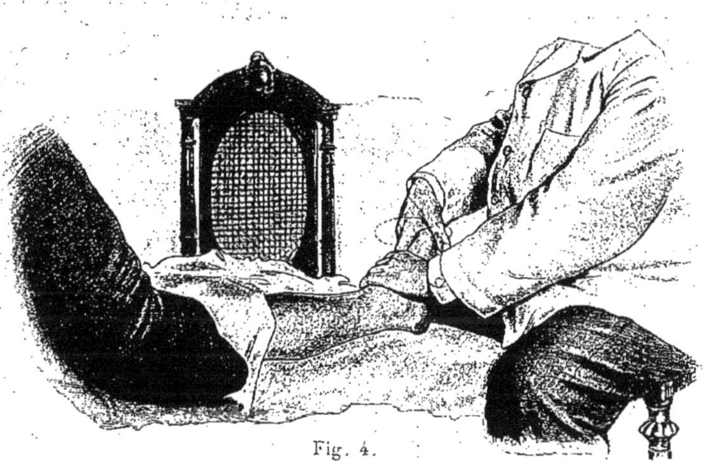

Fig. 4.

Mouvements passifs dans les articulations métatarsophalangiennes et tarsométatarsiennes du pied gauche.

(Reliquats d'un phlegmon.)

Le médecin se tient assis en face du malade Le médecin en partant du dos du pied, embrasse avec la main droite tous les orteils du pied gauche. Avec la main gauche il fixe la partie postérieure du pied. Il exécute avec la main droite, de droite à gauche ou inversement, des mouvements de rotation dans les articulations métatarsophalangiennes. En déplaçant les mains d'avant en arrière et en embrassant avec la main des parties du pied d'étendue croissante, le médecin peut communiquer ces mouvements de rotation à des articulations situées plus en arrière, telles que articulations tarsométatarsiennes et intertarsiennes.

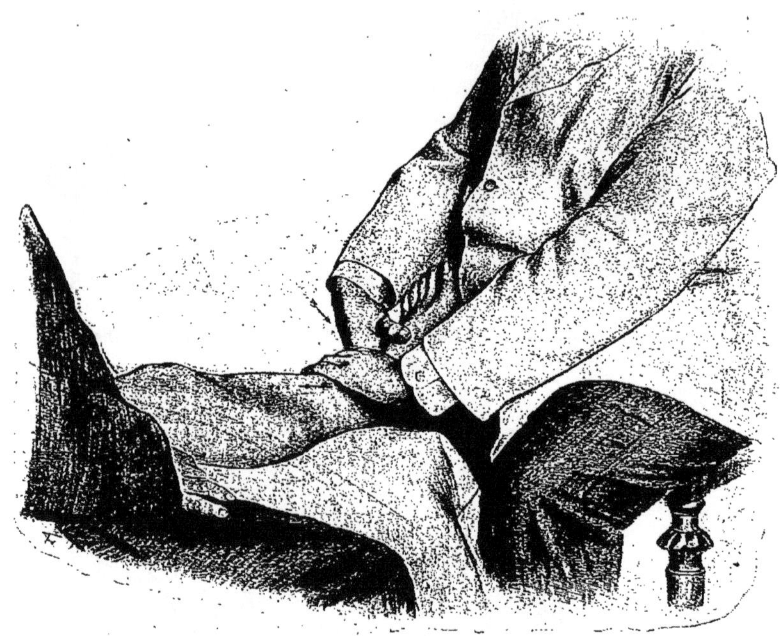

Fig. 5.

Massage à friction de l'articulation tibio-tarsienne gauche.

(Entorse du pied.)

Le médecin et le malade sont assis face à face. Le talon gauche du malade va jusqu'au bord antérieur de la chaise à vis couverte d'une serviette. Le médecin embrasse le dos du pied avec la face palmaire de la main droite et la face antérieure de la jambe au-dessus de l'articulation tibio-tarsienne avec la face palmaire de la main gauche, de sorte que les bords radiaux des deux mains se regardent et se touchent à la position de départ. On procède au massage à friction : la main droite fait des mouvements de pétrissage dans le sens transversal, la main se déplaçant sur l'articulation tibio-tarsienne de bas en haut, la main gauche pratique de bas en haut des mouvements longitudinaux d'effleurage à la face dorsale de l'extrémité inférieure de la jambe.

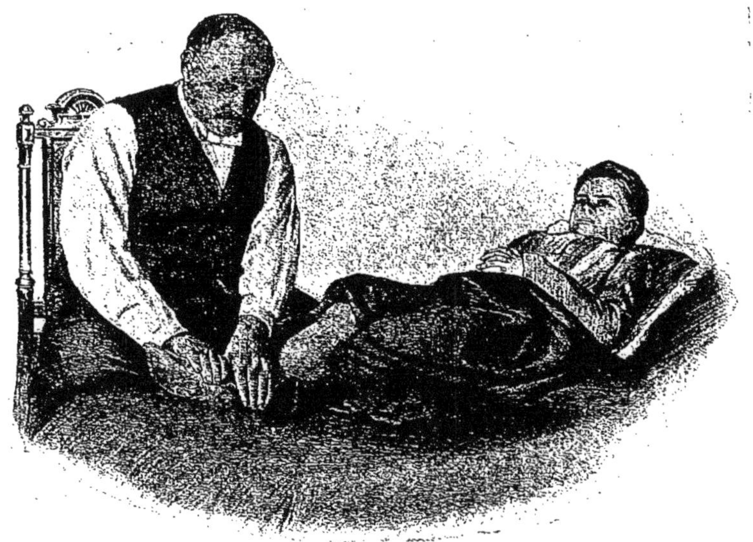

Fig. 6.

Pétrissage de l'articulation tibio-tarsienne droite.

(Névrose.)

La malade est couchée sur un divan ordinaire. Le médecin assis en bras de chemise à droite de la malade, embrasse avec les faces palmaires des deux mains dont les bords externes sont en contact, la face antérieure de l'articulation tibio-tarsienne droite et y exécute des mouvements de pétrissage dans le sens transversal, les deux mains se déplaçant dans des directions opposées. Sans trop déplacer les mains de bas en haut, on exécute sur l'articulation des mouvements légers en haut et en bas, les deux mains tantôt s'éloignant, tantôt s'approchant l'une de l'autre.

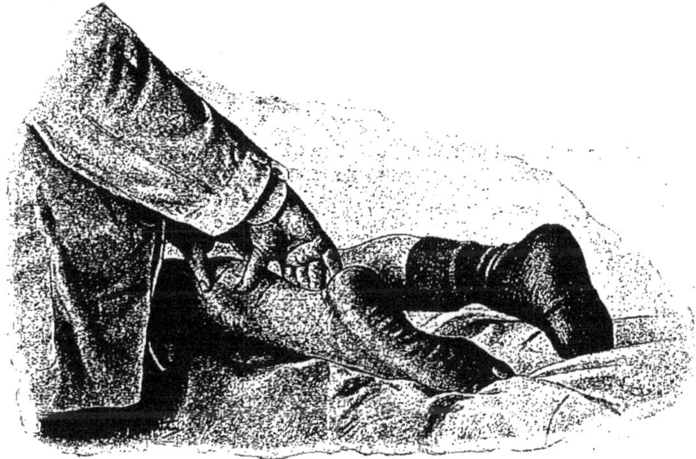

Fig. 7.

Pétrissage de la jambe gauche.

(Varices.)

Le malade, en position abdominale, est sur le lit à massage. Le médecin debout, en avançant un pied, à gauche du malade, embrasse avec les deux mains la face postérieure de la jambe de façon que ses mains ne s'y appliquent pas, mais qu'il reste une certaine distance entre la peau de la jambe et le sillon cutané séparant le pouce et l'index : de la sorte un paquet variqueux volumineux ne subira pas de compression. Pétrissage dans le sens transversal, les mains se déplaçant dans des directions opposées (l'une de dehors en dedans et l'autre de dedans en dehors). Les mains se déplacent en même temps de bas en haut.

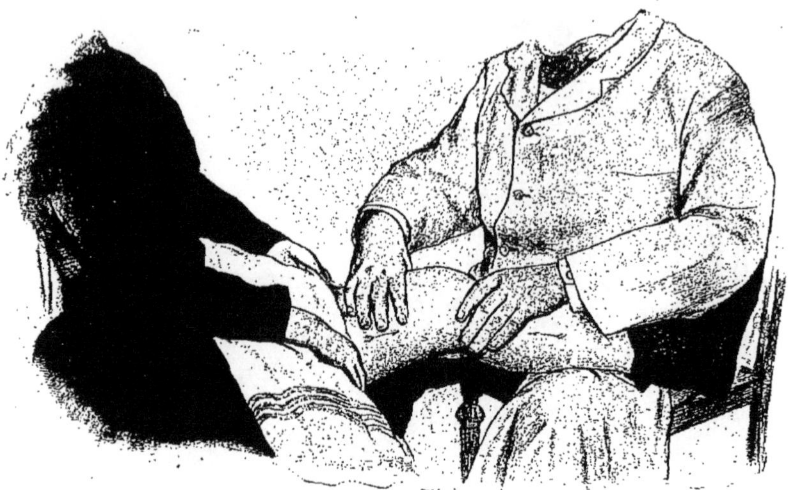

Fig. 8.
Pétrissage du genou gauche.
(Hydropisie.)

Le médecin et la malade, assis tous les deux, se font face, à cela près que la chaise du médecin est un peu plus déplacée à gauche. La malade a enlevé la bottine et le pantalon de gauche et retient des deux mains la jupe avec la serviette qui la recouvre pour que celle-là n'entrave pas les mouvements des mains du médecin. Au moment de s'asseoir, le médecin insinue la pointe du pied droit en arrière du pied antérieur gauche de la chaise de la malade : de la sorte il peut s'opposer au déplacement de cette chaise. La jambe gauche de la malade repose, par sa partie moyenne, sur la partie moyenne de la cuisse gauche du médecin. Le médecin embrasse avec les faces palmaires des deux mains la face antérieure du genou, de sorte que les bouts des quatre derniers doigts soient dirigés vers la face interne du genou, tandis que les bouts des deux pouces en regardent la face externe. La main droite est au-dessus de la rotule, et la main gauche lui est sous-jacente. Pétrissage du genou que l'on exprime comme une éponge. Les deux mains se dirigent vers le genou, la droite partant du tiers inférieur de la cuisse et la gauche, du tiers supérieur de la jambe. Les mouvements sont semi-circulaires et se rencontrent sur la partie moyenne de la rotule.

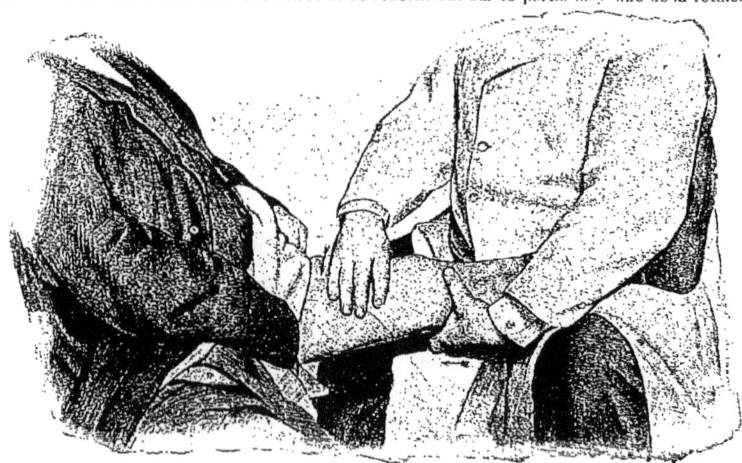

Fig. 9.
Massage à friction du genou gauche associé à des mouvements passifs.
(Adhérences dans l'articulation après résorption d'un épanchement sanguin.)

La main droite du médecin exécute, au-dessus de la rotule, des mouvements de pétrissage dans le sens transversal, la main gauche des mouvements d'effleurage, dans la direction longitudinale, au-dessus du jarret en intercalant des coups secs de bas en haut, ce qui fait fléchir la jambe sur la cuisse.

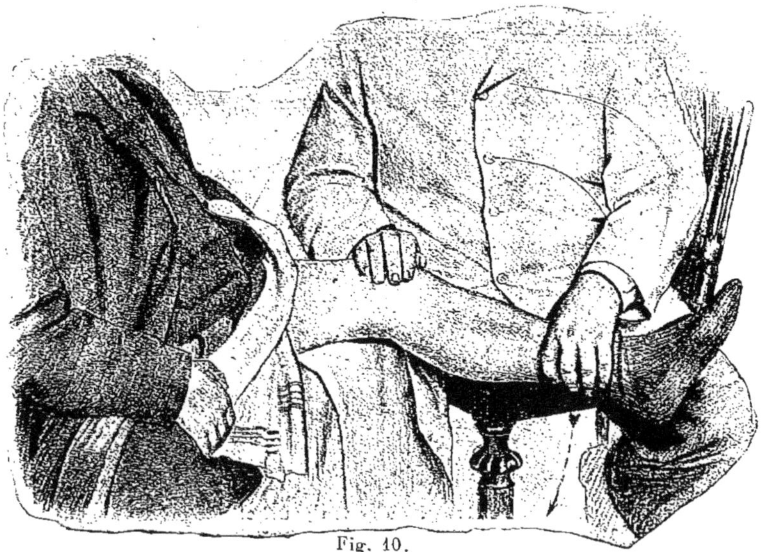

Fig. 10.

Mouvements passifs dans l'articulation du genou gauche exécutés au cours du pétrissage.

(Raideur consécutive à une fracture de la rotule guérie.)

Le médecin est assis un peu à gauche, la face tournée vers le côté droit du malade. Le tiers inférieur de la cuisse repose sur le genou droit du médecin, dont la main gauche retient la jambe suspendue, par la face antérieure de son tiers inférieur. Après avoir exécuté quelques mouvements de pétrissage, le médecin embrasse la rotule tout entière avec la main droite, de sorte que les fragments sont fortement pressés les uns contre les autres. Pendant que la rotule est ainsi fixée, la main gauche donne à la jambe un coup brusque dirigé en bas.

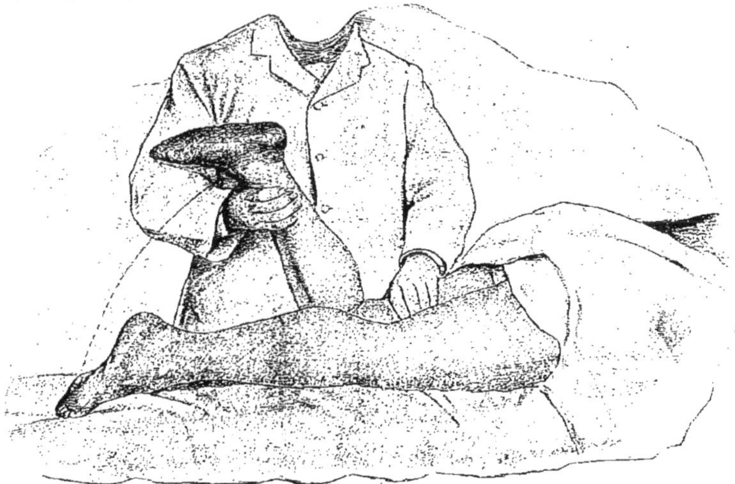

Fig. 11.

Mouvements passifs dans l'articulation du genou gauche exécutés au cours du pétrissage du creux du jarret.

(Arthrite guérie.)

Le malade, en position abdominale, est sur le lit à massage. Le médecin debout se place à sa gauche (côté droit du lit) ; il exécute des mouvements de pétrissage à la face postérieure de l'articulation du genou. Pour intercaler la flexion de l'articulation, le médecin fixe avec la face palmaire de la main gauche le tiers inférieur de la cuisse, tandis que de la main droite il soulève en un seul trait la jambe saisie par la face antérieure du tiers inférieur.

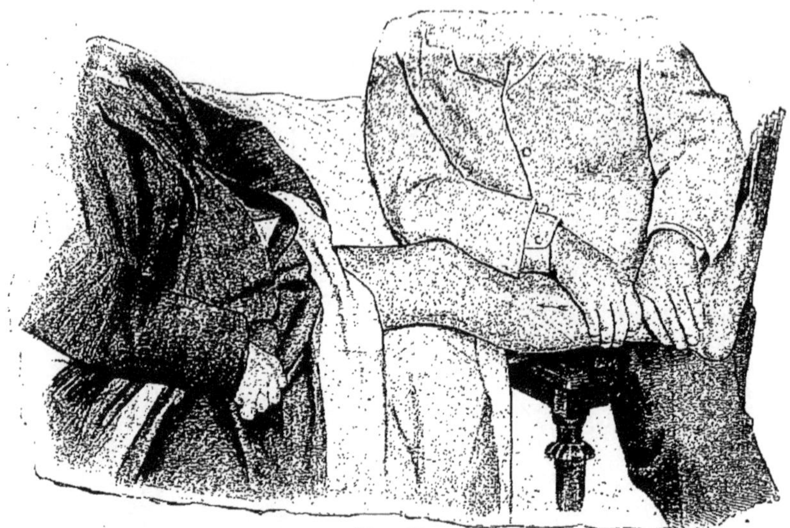

Fig. 12.
Moitié inférieure de la jambe gauche pressée contre la moitié supérieure.
(Pseudarthrose à la partie moyenne de la jambe.)

Le médecin est assis un peu à gauche du malade. Le tiers inférieur de la cuisse gauche repose sur la cuisse droite du médecin et le talon, sur le genou gauche. Le médecin embrasse fortement la face antérieure de la jambe avec la main gauche au-dessous du siège de la fracture et la main droite au-dessus, les pouces appliqués à la face externe et les autres doigts, à la face interne de la jambe. Les deux mains agissent comme si elles voulaient approcher la moitié inférieure de la jambe de la moitié supérieure : on exerce quelques pressions intermittentes sur le siège de la fracture, dans l'axe longitudinal de la jambe, mais sans déplacement latéral.

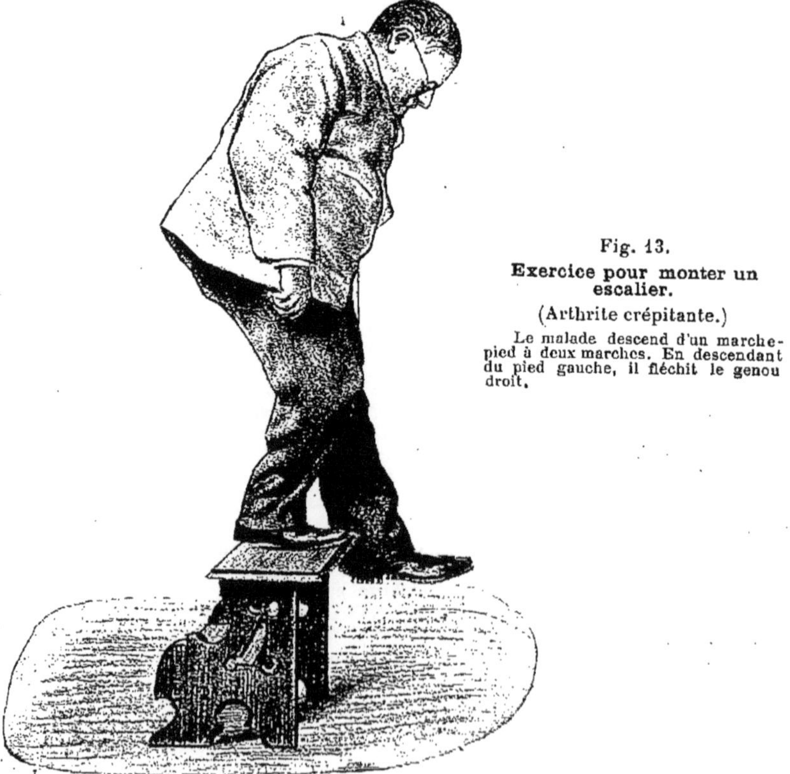

Fig. 13.
Exercice pour monter un escalier.
(Arthrite crépitante.)

Le malade descend d'un marchepied à deux marches. En descendant du pied gauche, il fléchit le genou droit.

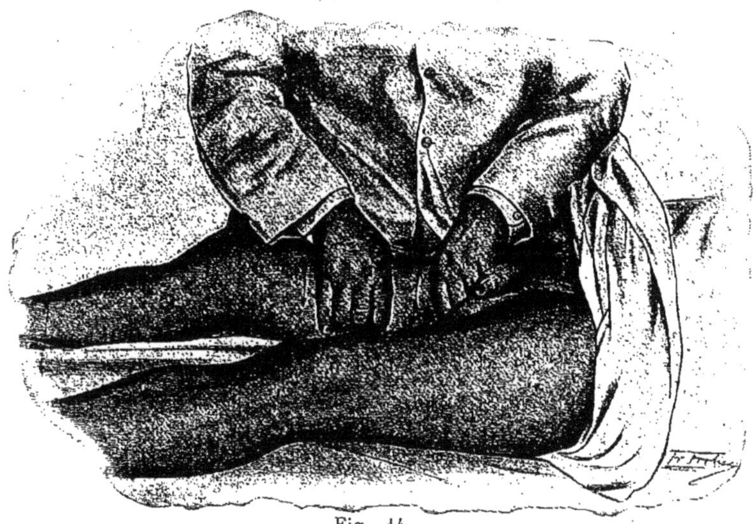

Fig. 14.

Pétrissage de la face interne du tiers supérieur de la cuisse droite.

(Douleurs aux adducteurs de la cuisse droite chez un cavalier.)

Le malade, en position dorsale, est sur un lit à massage. Le médecin, debout à sa droite, embrasse avec les deux mains la masse des adducteurs de manière à avoir les pouces à la face antérieure et les autres doigts à la face interne de la cuisse. La main gauche atteint le pli de l'aine et la main droite, la limite entre les tiers supérieur et moyen de la cuisse Les deux mains exécutent des mouvements de pétrissage dans le sens transversal, l'une de dedans en dehors et l'autre, de dehors en dedans. En même temps les mains se déplacent dans la direction de l'axe longitudinal des adducteurs, pétrissant en montant et à vide, en descendant. Pour plus de clarté on a, sur la figure, laissé à découvert les organes génitaux externes.

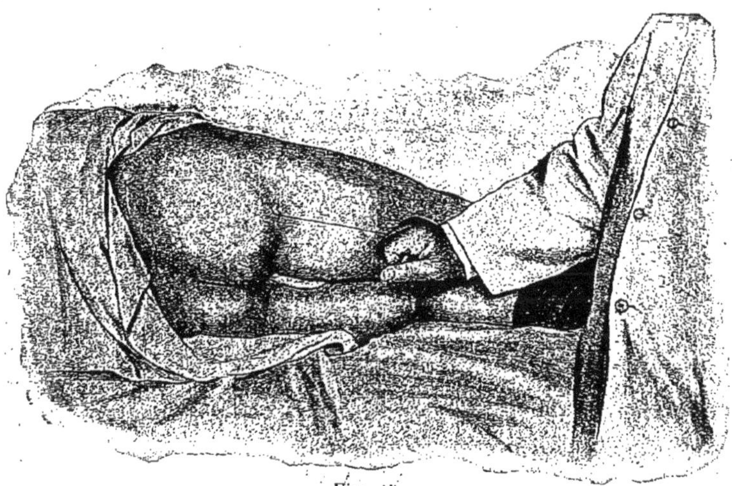

Fig. 15.

Tapotement de la cuisse droite.

(Sciatique.)

Le malade est couché sur le côté gauche sain. Le médecin est debout, un pied devant l'autre, rapproché du pied du lit, le côté droit tourné vers le lit. Tapotement avec le bord du poing fermé le long de la ligne qui correspond à la direction du sciatique : du milieu de la ligne reliant la tubérosité sciatique avec le grand trochanter vers le milieu du jarret (Sur la figure, la ligne est représentée par un trait et le bord inférieur du grand fessier, par une croix.) La partie supérieure du nerf, du bord inférieur du grand fessier jusqu'à la grande échancrure sciatique, ne peut être ébranlée qu'à travers une épaisse couche musculaire.

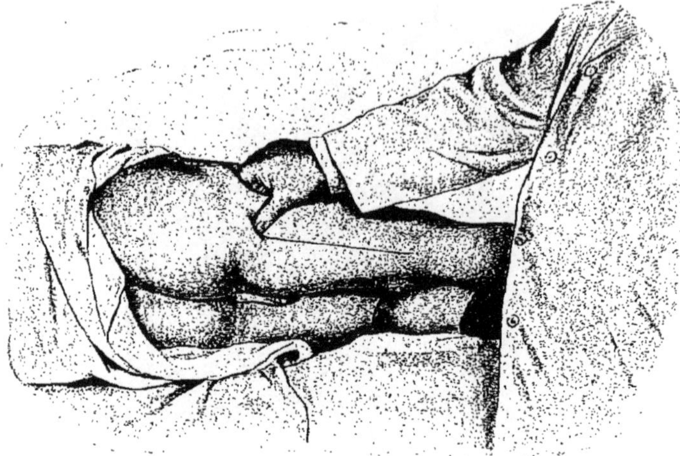

Fig. 16.
Pressions sur le sciatique droit.
(Sciatique.)

Position vis-à-vis, comme dans la figure précédente. Le médecin exerce avec le pouce droit des pressions le long de la ligne indiquée, de bas en haut, du creux du jarret à la grande échancrure sciatique. Sur la figure, le pouce est placé sur le bord inférieur du grand fessier, endroit où le sciatique est le plus accessible. C'est là où, outre des pressions, le pouce exécute des vibrations. Pour renforcer l'ébranlement, on y applique aussi le pouce gauche.

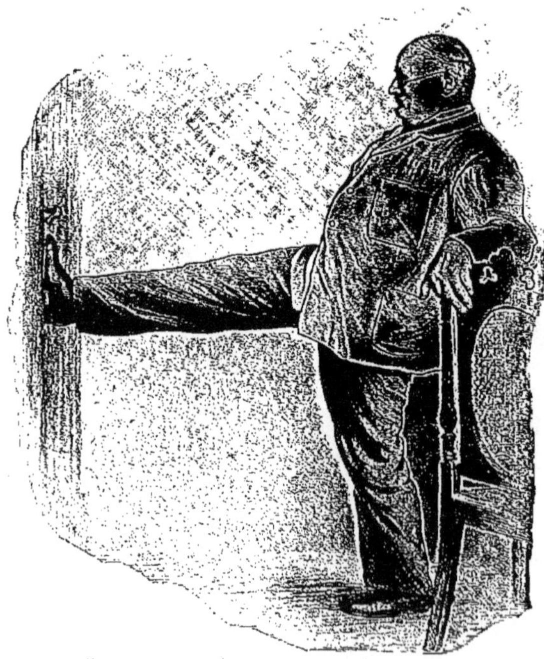

Fig. 17.
Elongation non sanglante du sciatique droit.
(Sciatique.)

Le malade se tient debout près d'une porte, à distance telle que, avec le pied sain, il peut facilement atteindre le trou de la serrure. Il élève, aussi haut que possible, le membre inférieur malade, la jambe en extension sur la cuisse, et il presse la plante du pied contre la porte. La hauteur à laquelle il arrive est marquée à la craie, et chaque jour le malade tâche d'atteindre plus haut que le jour précédent. Au cours des premiers jours, le malade s'appuie contre une chaise avec la main du côté sain.

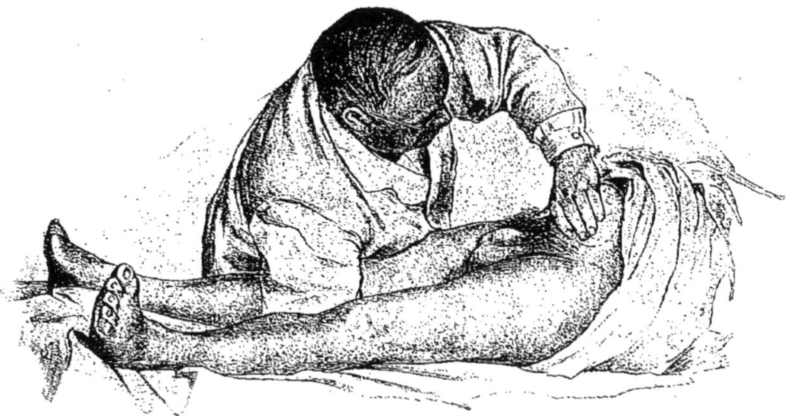

Fig. 18.

Pressions intermittentes sur la prostate.

(Prostatorrhée.)

Le malade, en décubitus dorsal, est sur le lit à massage, les cuisses écartées sous un angle de 25°, les jambes en extension sur les cuisses. Le médecin se tient debout à droite du malade, l'index droit introduit dans le rectum de celui-ci. Il pratique la palpation de la prostate et il exécute, avec la pulpe de la phalangette des mouvements de secousses allant du rectum vers la vessie. Tandis que l'index droit exerce ces pressions intermittentes, la main gauche placée à la région hypogastrique fait des mouvements circulaires de pétrissage dans la région de la vessie.

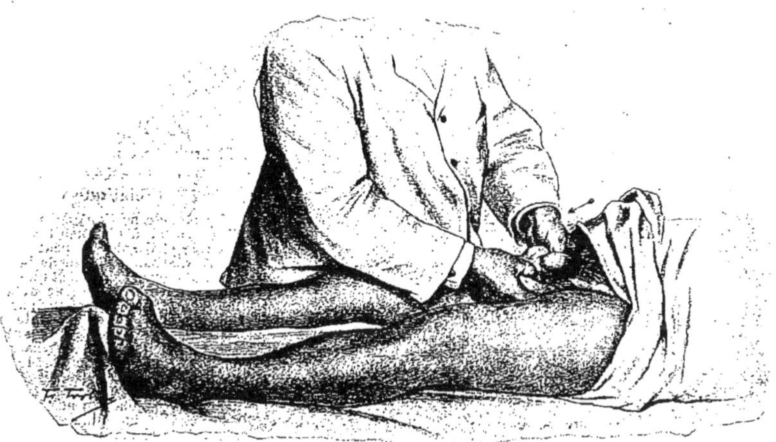

Fig. 19.

Mouvements de trayage aux cordons spermatiques.

(Neurasthénie sexuelle.)

Le malade, en décubitus dorsal, est sur le lit à massage. Le médecin, debout à sa droite, saisit de la main droite le testicule gauche, et de la main gauche, le testicule droit. Les pouces se trouvent à la face antérieure des bourses, tandis que les autres doigts en occupent les faces latérales et postérieure. Les doigts saisissent les bourses au-dessus des testicules sans exercer sur eux de pression latérale. Le médecin fait alternativement avec l'une et l'autre main des mouvements de trayage le long des cordons spermatiques, ce qui a pour résultat leur élongation ; en même temps il exprime les testicules.

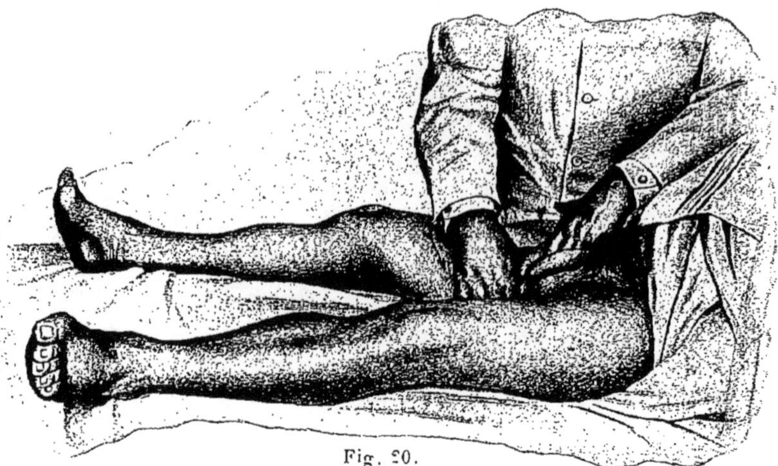

Fig. 20.

Pétrissage du testicule droit par le raphé.

(Impuissance.)

Le malade, en décubitus dorsal, est sur le lit à massage. Le médecin est debout à droite du malade, les quatre derniers doigts de la main droite placés sur le raphé, tandis que le pouce repose sur la face latérale de la moitié droite des bourses de façon que les bouts des doigts placés sur le raphé, glissent transversalement sur le bulbe de l'urèthre et les autres parties molles du segment antérieur du périnée. Le testicule est déplacé de droite à gauche et inversement, comme si l'on voulait le relever en avant. La main gauche exécute, d'avant en arrière, des mouvements de pétrissage à la face interne du tiers supérieur de la cuisse droite jusqu'au pli de l'aine.

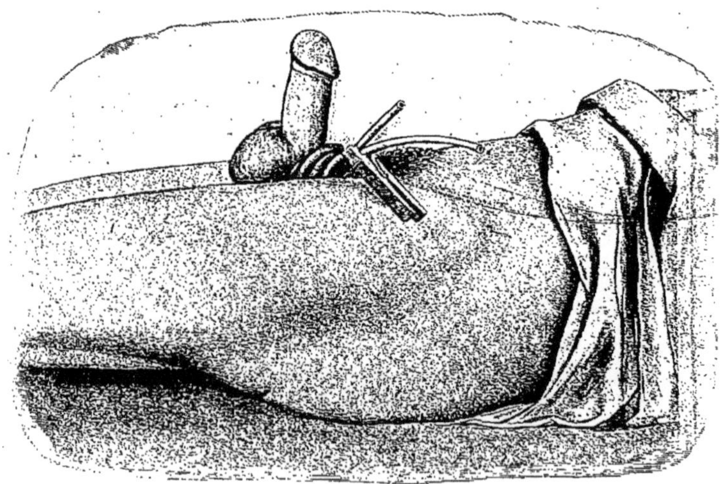

Fig. 21.

Ligature des testicules et des bourses.

(Priapisme.)

La racine de la verge et la base des bourses sont enserrées à l'aide d'un tube élastique en caoutchouc de 8 millimètres de diamètre et de 160 centimètres de longueur : le tube décrit plusieurs tours. Les bouts du tube sont fixés à l'aide d'une pince de blanchisseuse.

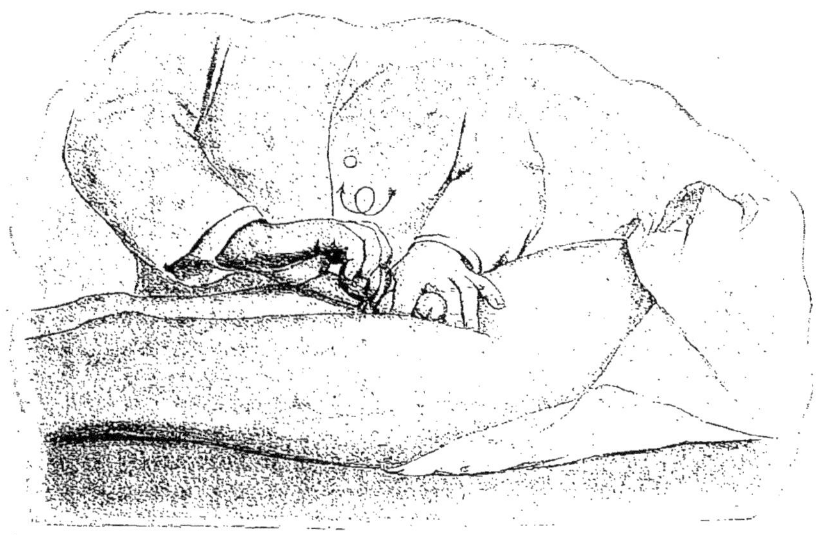

Fig. 22.

Torsion des bourses, de gauche à droite (1 tour 1/2).

(Funiculite guérie.)

La base des bourses est saisie par la main gauche comme dans un anneau formé par le pouce et l'index. La main droite fait exécuter aux deux testicules des mouvements de rotation, comme si on voulait les tordre.

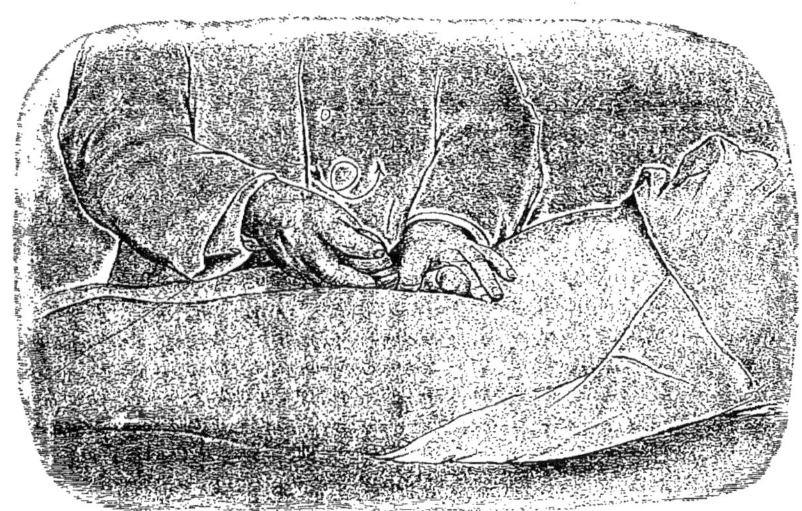

Fig. 23.

Torsion des bourses de droite à gauche.

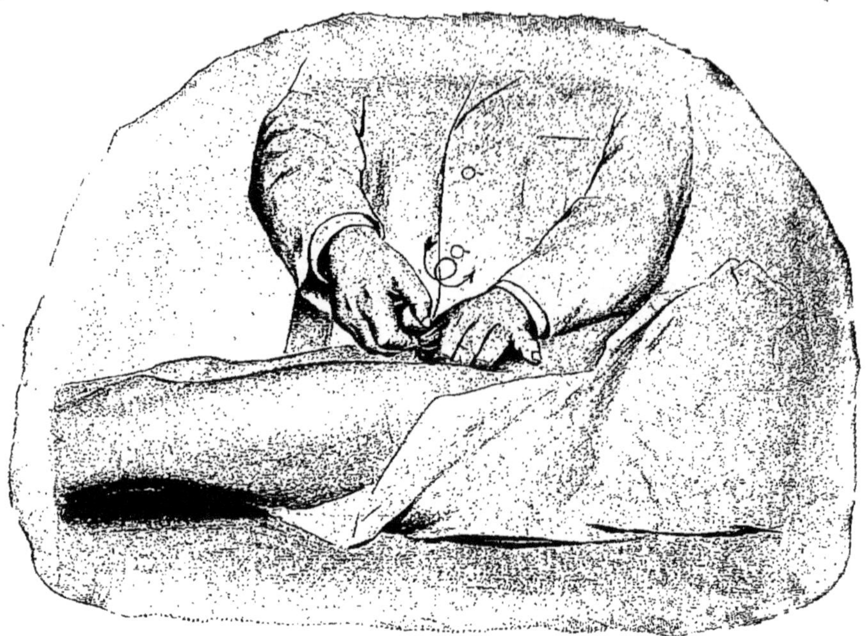

Fig. 24.

Torsion du testicule gauche, de droite à gauche (3 tours).

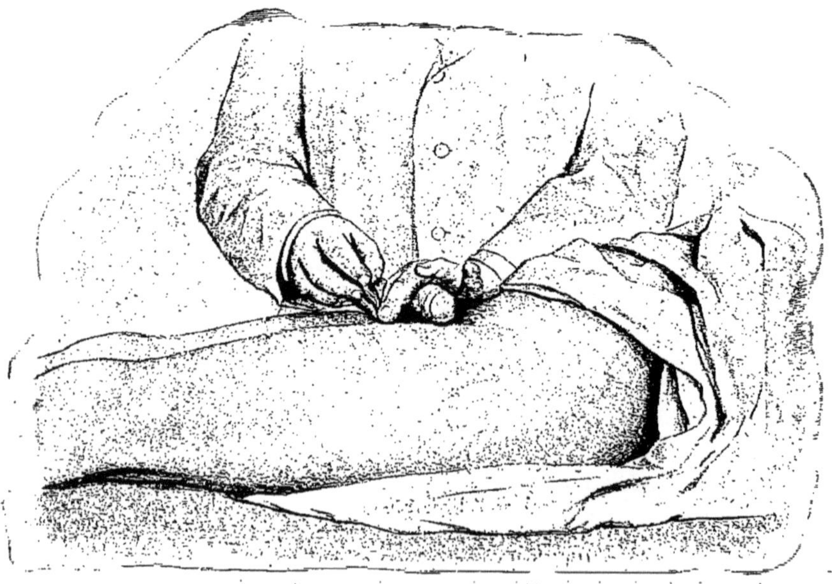

Fig. 25.

Expression intermittente des testicules.

(Orchite guérie.)

La main gauche fixe la base des bourses. La main droite saisit les bourses et exprime leur contenu à l'aide de quelques mouvements oscillatoires successifs de la main ; les mouvements sont dirigés de haut en bas

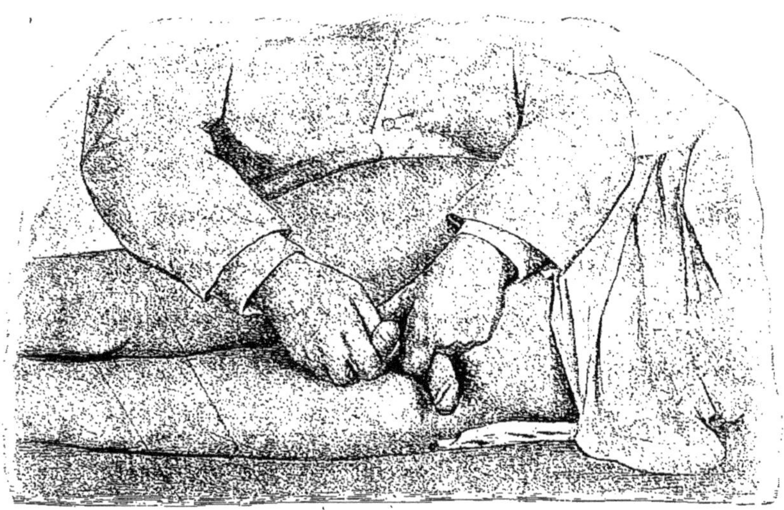

Fig. 26.
Expression intermittente des testicules le malade étant en décubitus latéral

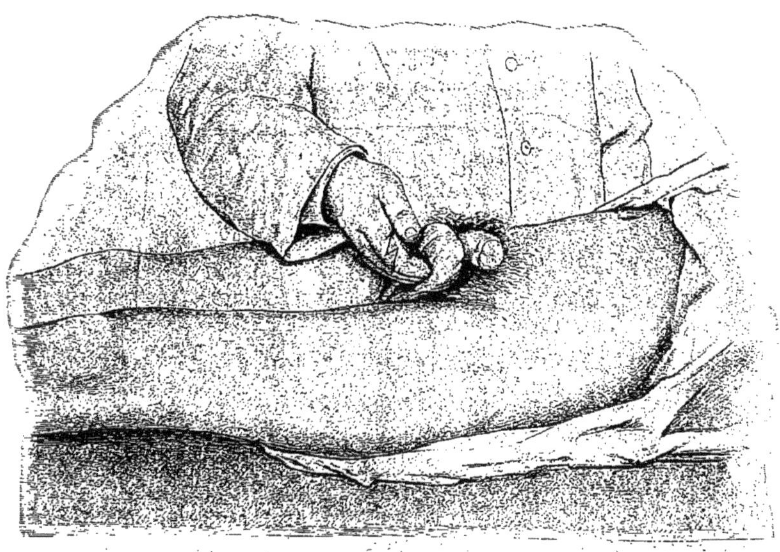

Fig. 27.
Frictions sur le segment antérieur du périnée.
(Uréthrite postérieure chronique.)

Les parties profondes du périnée sont frictionnées à travers la peau. Les bourses relevées vers l'abdomen, sont retenues par la face palmaire de la main droite, tandis que les bouts des quatre derniers doigts de la main gauche légèrement fléchis sont placés sur la ligne bi-ischiatique. Les quatre doigts avec la peau sous-jacente sont déplacés sur les parties profondes. Ce déplacement le long du raphé du périnée est dirigé vers le bord inférieur de la symphyse. Immédiatement après, les doigts reviennent à leur point de départ.

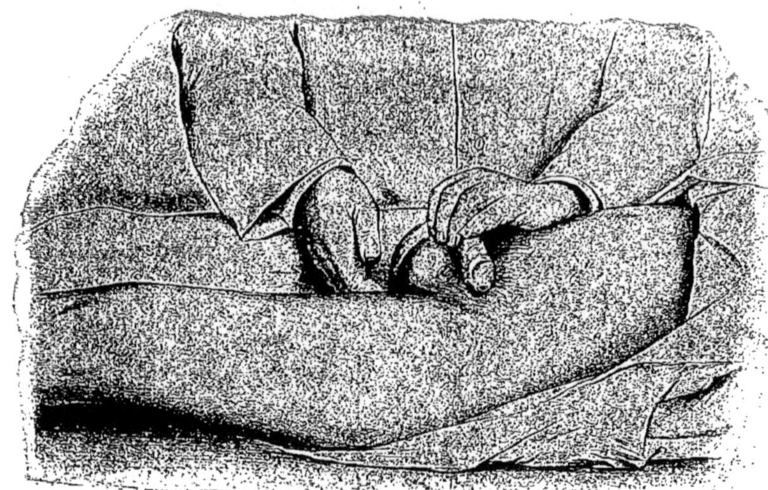

Fig. 28.

Ébranlement du périnée.

(Incontinence nocturne d'urine.)

Les bourses relevées vers l'abdomen sont maintenues par la main gauche. Les quatre derniers doigts de la main droite sont placés sur le périnée, la pulpe des phalangettes appuyant sur ce dernier. On imprime aux doigts des mouvements vibratoires...

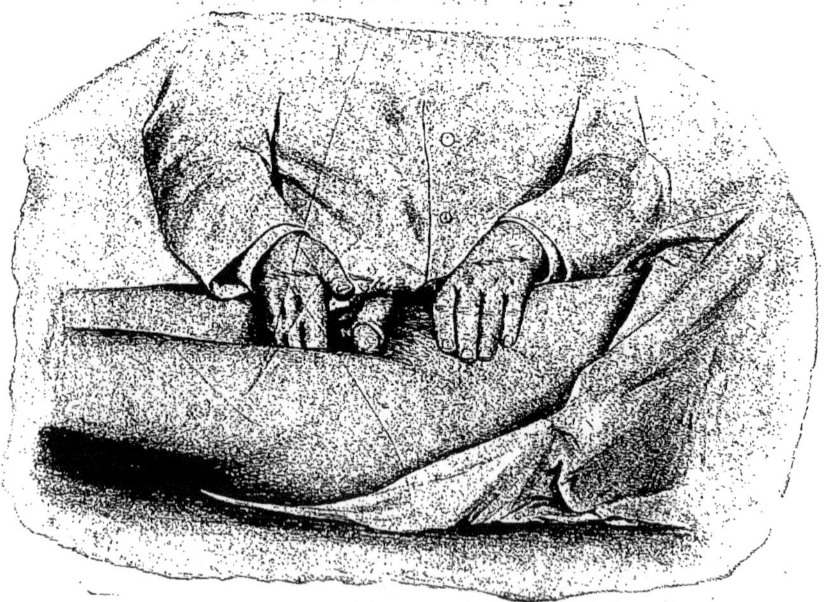

Fig. 29.

Ébranlement simultané du périnée et de la région hypogastrique.

La main gauche est placée sur l'abdomen au-dessus de la symphyse, le bord interne tourné vers les côtes du malade, les quatre derniers doigts de la main droite posés sur le périnée. On imprime des mouvements vibratoires aux deux mains qui se meuvent l'une à la rencontre de l'autre.

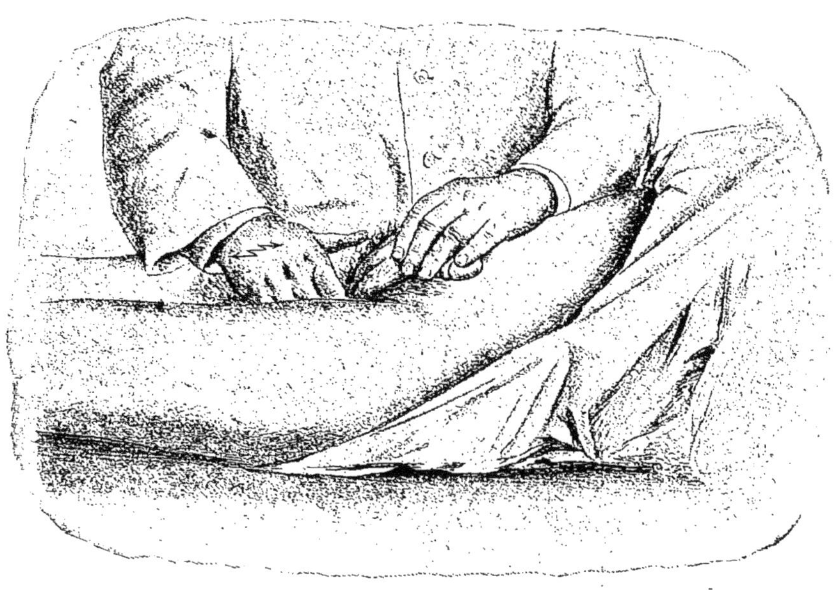

Fig. 30.
Pétrissage au triangle de Scarpa.
(Testicule irritable.)

La face palmaire de la main droite du médecin est placée sur le segment supérieur de la face interne de la cuisse droite du malade. On exécute aussi des mouvements de pétrissage.

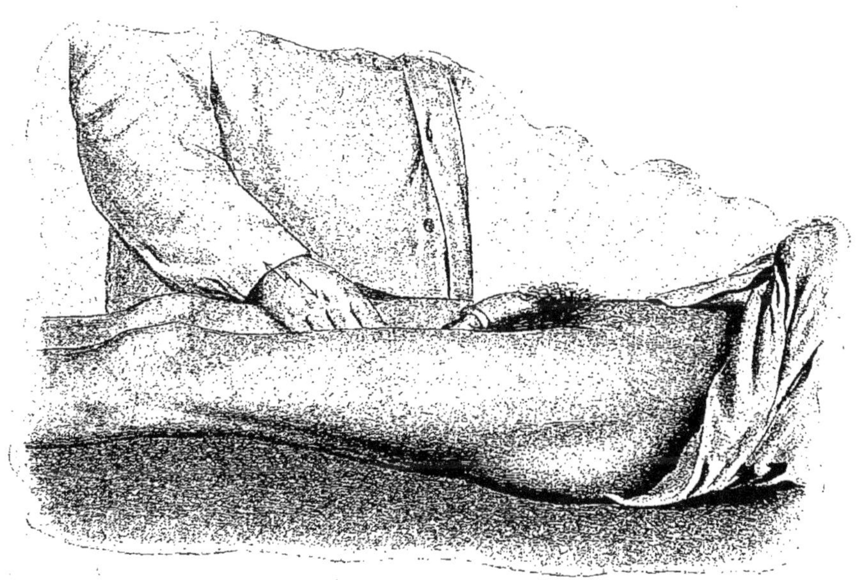

Fig. 31.
Pétrissage de la face interne du tiers supérieur de la cuisse droite.
(Points douloureux au cours de la neurasthénie.)

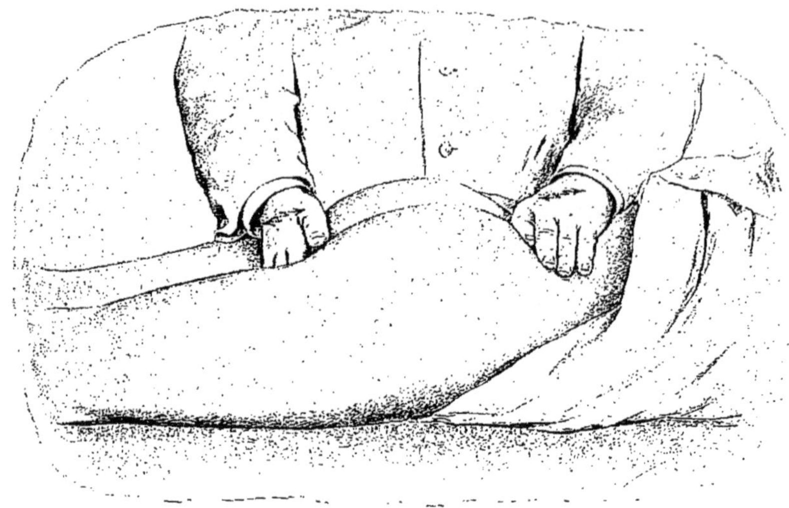

Fig. 32.

Ébranlement simultané du périnée et de la région sacrée le malade étant en décubitus abdominal.

(Troubles provoqués par des hémorrhoïdes.)

Les faces palmaires des 2e, 3e et 4e doigts de la main droite sont placées sur le périnée, la main gauche repose sur la région sacrée. Les deux mains auxquelles sont imprimés des mouvements vibratoires se meuvent l'une à la rencontre de l'autre.

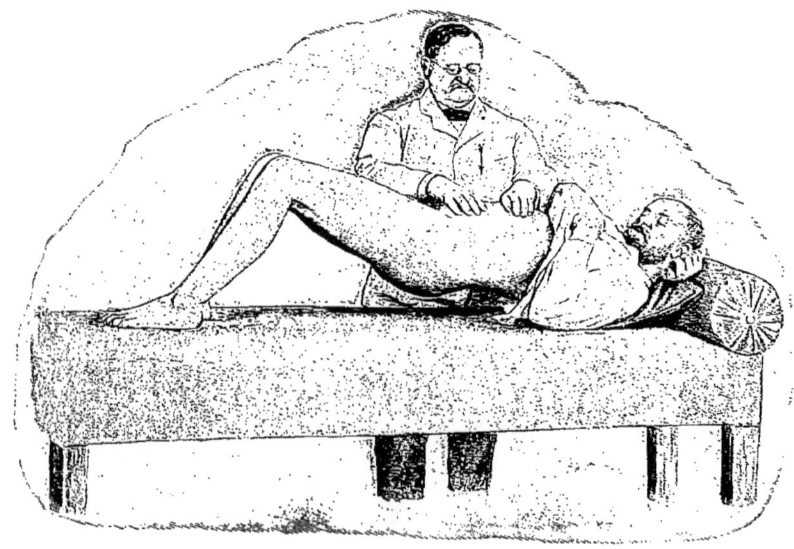

Fig. 33.

Soulèvement du bassin le médecin s'y opposant.

(Atonie intestinale.)

Le malade est étendu horizontalement sur le dos avec les cuisses légèrement fléchies sur le bassin. Le médecin, en exerçant avec les deux mains une pression sur la paroi abdominale, dit au malade d'appuyer avec les talons contre le lit et de soulever en même temps le bassin ; le malade rétracte l'anus comme s'il voulait se retenir d'aller à la garde-robe.

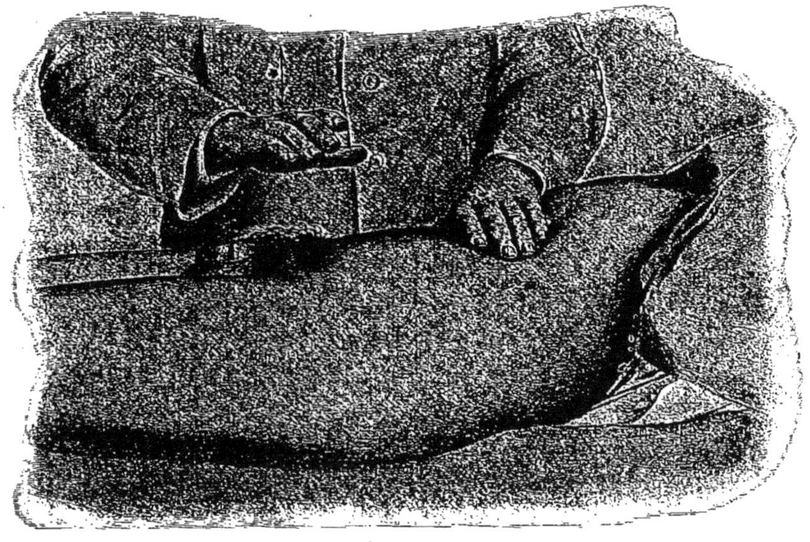

Fig. 34.

Pressions alternatives au-dessus et au-dessous de l'ombilic.

(Dilatation de l'estomac.)

Le malade rétracte et amplifie la paroi abdominale en rythmant ces mouvements avec les mouvements respiratoires. Par les pressions alternatives des mains placées transversalement sur la paroi abdominale, on obtient des mouvements alternatifs des moitiés supérieure et inférieure de cette paroi.

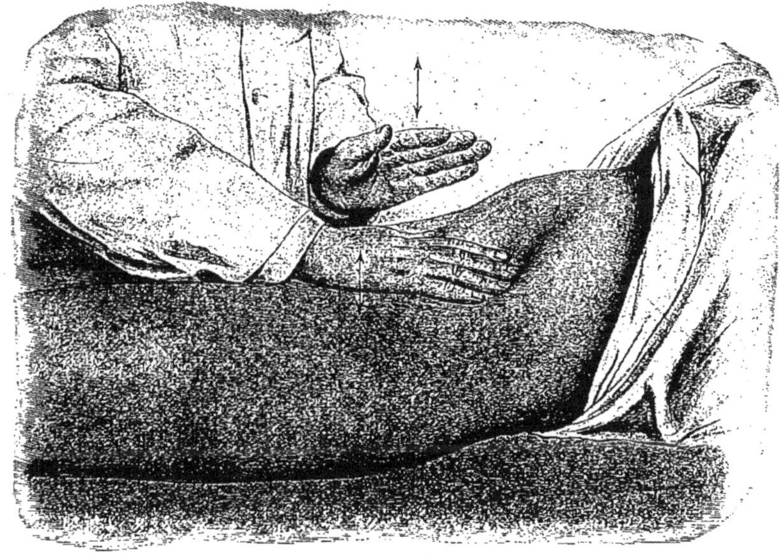

Fig. 35.

Pressions alternatives dans la direction de l'axe longitudinal de la paroi abdominale.

(Périmétrite guérie.)

Les pressions sont exercées sur la paroi abdominale dans la direction de l'axe longitudinal suivant le rythme de la respiration : on obtient de la sorte l'excursion amplifiée tantôt de l'une, tantôt de l'autre moitié longitudinale de la paroi abdominale.

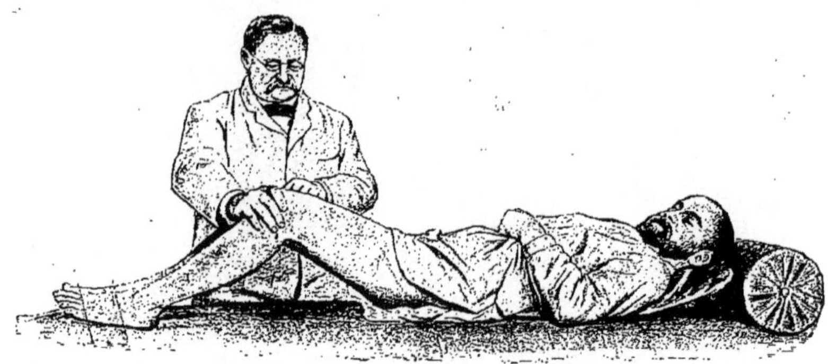

Fig. 36.

Exercices pratiqués sur les abducteurs et les adducteurs des cuisses.

(Atrophie musculaire consécutive à la fracture du col du fémur.)

Le médecin exerce des pressions alternantes sur les condyles externes et internes des fémurs ; le malade doit vaincre la résistance opposée à l'abduction et à l'adduction.

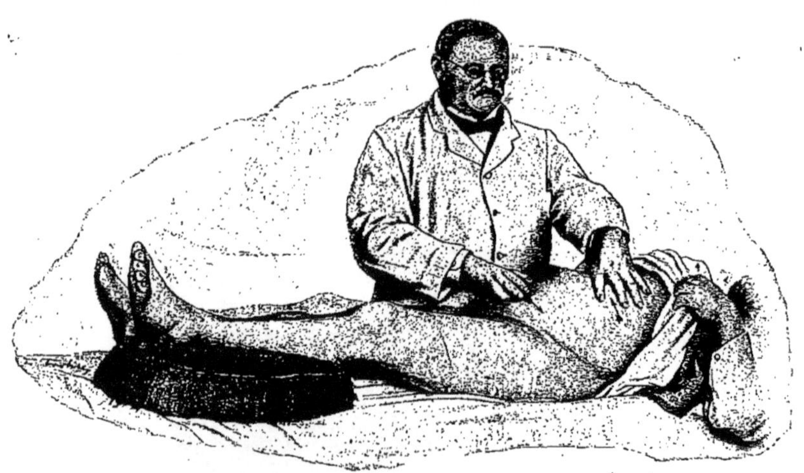

Fig. 37.

Pétrissage de l'abdomen.

(Constipation.)

Le malade, en décubitus dorsal sur le lit à massage avec les jambes en extension sur les cuisses, repose un peu soulevé par un coussin, pour prévenir la contraction de la paroi abdominale. Le médecin debout à droite du malade, exécute des mouvements de pétrissage sur les parois latérales et antérieure de l'abdomen ; ces mouvements sont transversaux et en sens opposés, la main droite se déplaçant de droite à gauche et la main gauche, de gauche à droite, pour changer ensuite de direction. De plus, au cours de ces mouvements transversaux, la main droite s'élève graduellement de la symphyse à l'ombilic, tandis que la main gauche descend de l'apophyse xiphoïde vers l'ombilic, et *vice versâ*.

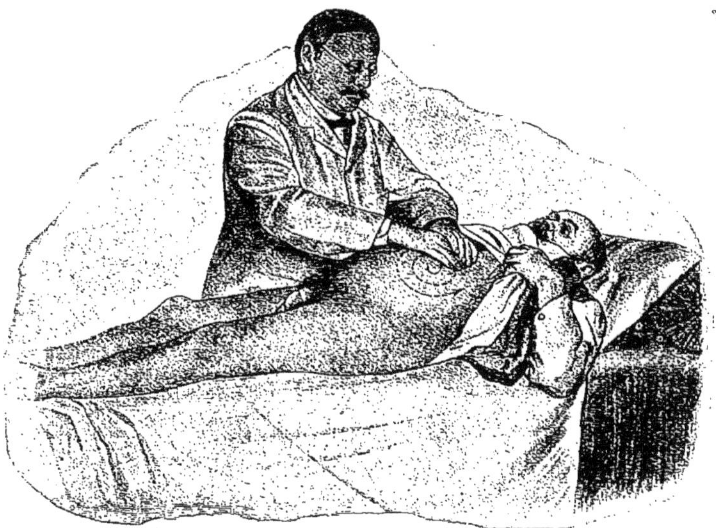

Fig. 38.

Pétrissage spiroïde de l'abdomen.

(Dilatation de l'estomac.)

Le malade est en décubitus dorsal, les jambes en extension sur les cuisses (sans coussin). Le médecin se tient debout à droite du lit et du malade. En partant de l'ombilic comme d'un centre, la main droite du médecin exécute des mouvements spiralés sur les parois latérales et antérieure de l'abdomen. Pour renfoncer la pression, les deuxième et troisième doigts de la main gauche reposent sur les doigts correspondants de la main droite, tandis que le pouce gauche est placé en travers du dos de la main droite.

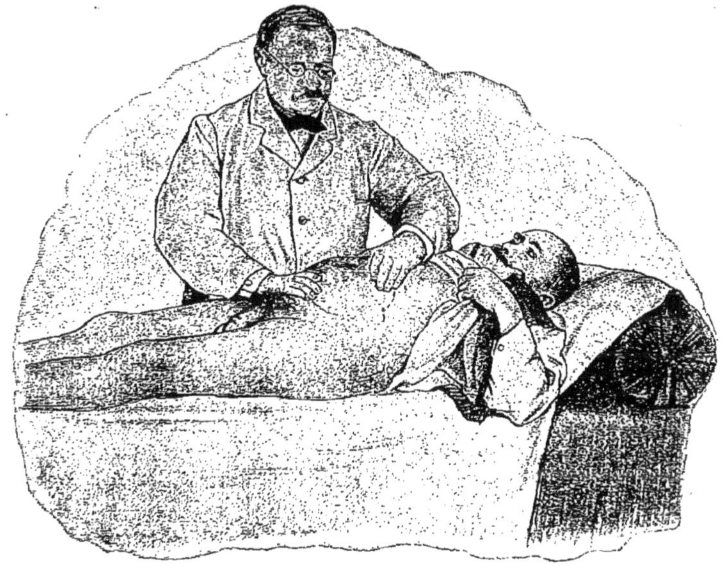

Fig. 39.

Pétrissage semi-circulaire de l'abdomen.

(Dyspepsie nerveuse.)

Le malade et le médecin occupent les mêmes positions que dans la figure précédente. La main droite exécute des mouvements semi-circulaires de pétrissage sur la moitié inférieure de l'abdomen, de la symphyse du pubis jusqu'à l'ombilic, et la main gauche, sur la moitié supérieure de l'abdomen, de l'apophyse xiphoïde jusqu'à l'ombilic.

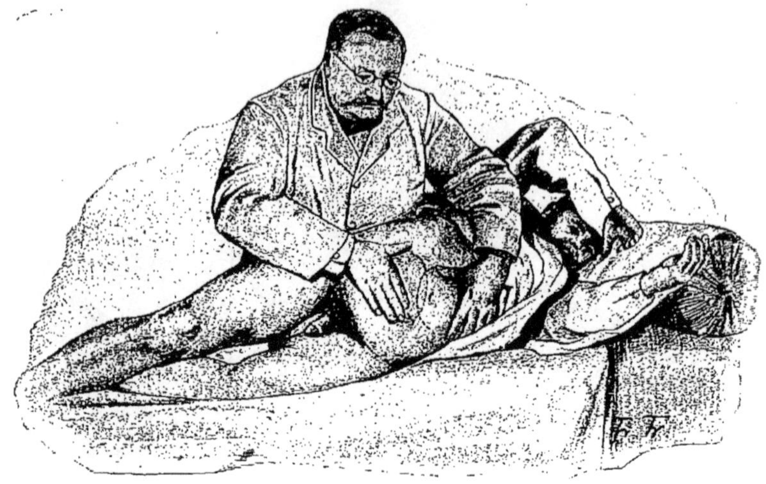

Fig. 40.
Pétrissage circulaire de l'abdomen.
(Catarrhe intestinal.)

Le malade repose sur le lit à massage en position latérale gauche. Le médecin se tient debout derrière le malade et le soutient par son abdomen. Il exécute avec les deux mains des mouvements circulaires ayant l'ombilic pour centre.

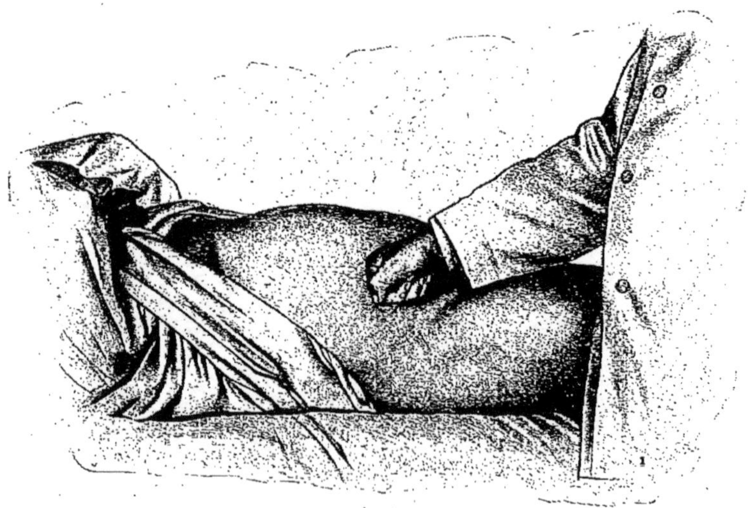

Fig. 41.
Ébranlement de la région hypogastrique droite.
(Appendicite guérie.)

Le malade est en décubitus dorsal, le médecin debout à sa droite. La face dorsale des phalangines des quatre derniers doigts fermés de la main droite du médecin est placée sur la paroi antérieure de l'abdomen au-dessus du pli de l'aine, un peu plus près de l'épine iliaque antéro-supérieure ; on lui imprime des mouvements vibratoires, longitudinaux et transversaux.

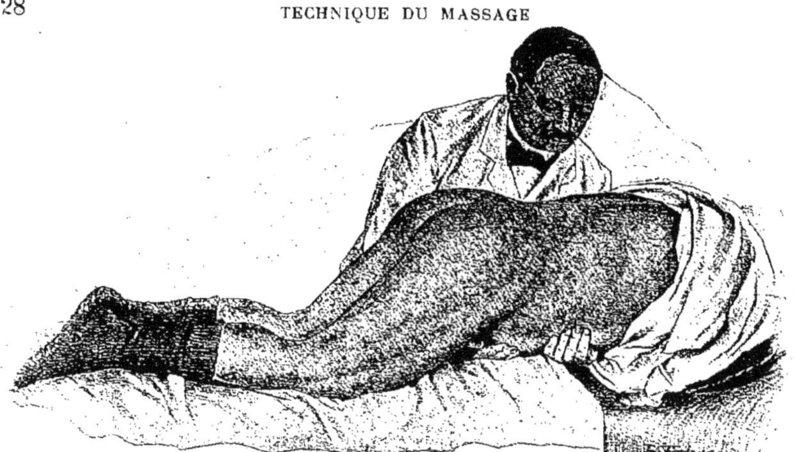

Fig. 42.
Pressions sur l'abdomen.
(Volvulus.)

Le malade est en position génu-pectorale, le médecin à sa gauche. Les faces palmaires des mains du médecin sont appliquées sur la paroi antérieure de l'abdomen tournée en bas. La main droite repose en travers de l'abdomen, entre l'ombilic et la symphyse ; la main gauche, aussi en travers, entre l'ombilic et l'apophyse xiphoïde. Le médecin exécute alternativement des pressions antéro-postérieures en déplaçant en même temps les deux mains dans la direction de l'axe longitudinal de l'abdomen ; à chaque mouvement brusque, les mains tantôt s'approchent de l'ombilic, tantôt s'en éloignent.

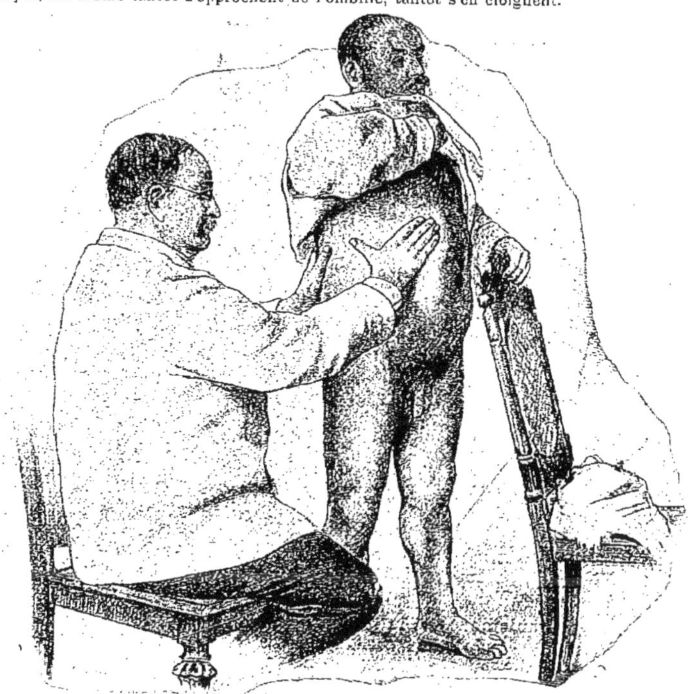

Fig. 43.
Ebranlement de la vésicule biliaire ou du rein droit.
(Coliques hépatiques ou néphrétiques.)

Le malade se tient debout, le médecin est assis à sa droite. La main gauche du médecin repose sur la région lombaire droite du malade, au-dessous des dernières côtes, la main droite sous le rebord costal, à peu près au bord externe du droit de l'abdomen du côté droit. Les deux pouces se regardent. Le médecin imprime des mouvements vibratoires aux deux mains en les rapprochant et en les éloignant l'une de l'autre d'une façon intermittente. Les organes saisis entre les mains, y compris la vésicule biliaire et le rein, subissent alors des ébranlements. Pour renforcer la pression exercée, on exécute, à plusieurs reprises et alternativement, 3 à 4 ébranlements avec les doigts en extension et ensuite, 3 à 4 ébranlements avec les mains fermées.

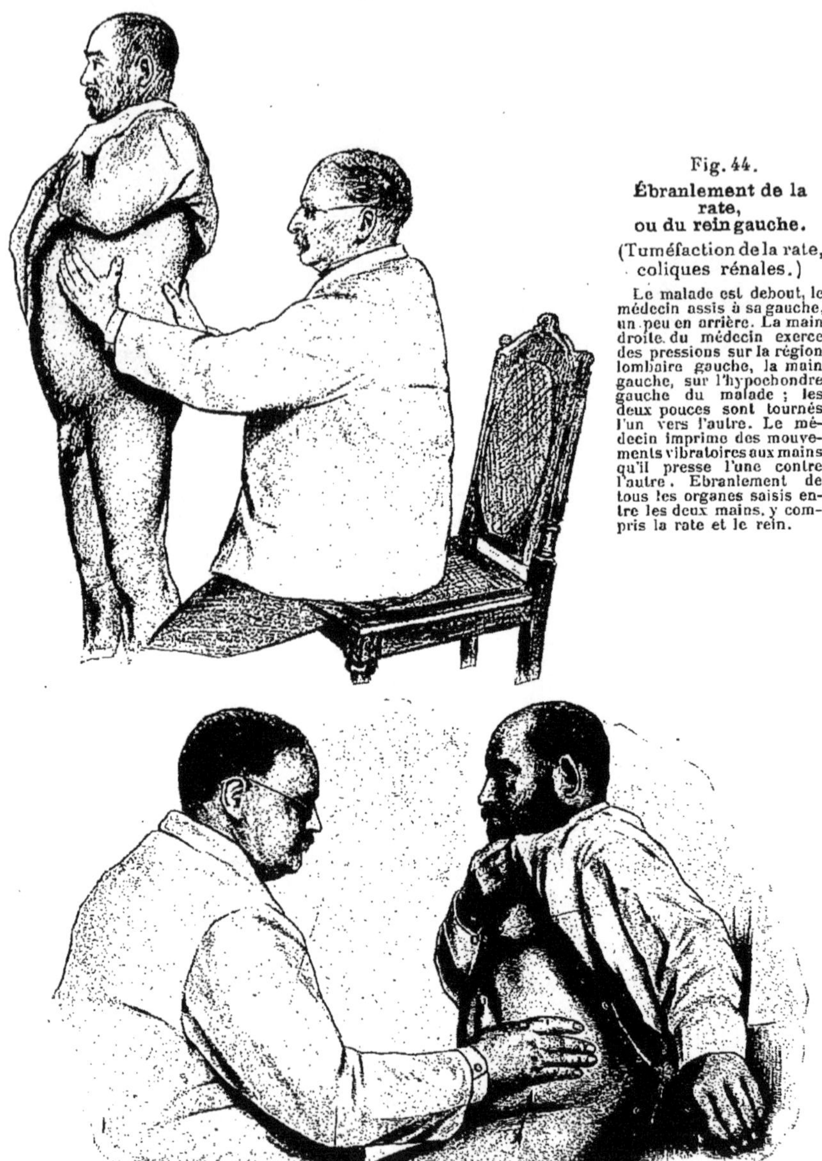

Fig. 44.
Ébranlement de la rate, ou du rein gauche.
(Tuméfaction de la rate, coliques rénales.)

Le malade est debout, le médecin assis à sa gauche, un peu en arrière. La main droite du médecin exerce des pressions sur la région lombaire gauche, la main gauche, sur l'hypochondre gauche du malade ; les deux pouces sont tournés l'un vers l'autre. Le médecin imprime des mouvements vibratoires aux mains qu'il presse l'une contre l'autre. Ebranlement de tous les organes saisis entre les deux mains, y compris la rate et le rein.

Fig. 45.
Ébranlement du cœur.
(Asthme cardiaque.)

Le malade et le médecin sont assis face à face. Le médecin place la main droite sur le rebord inférieur des côtes, le pouce sur l'hypochondre gauche et les autres doigts dans la ligne axillaire antérieure. Les pressions intermittentes se propagent dans la profondeur de l'abdomen en haut, vers le diaphragme, d'où ébranlement du cœur. Tout en vibrant, la main droite s'élève de plus en plus jusqu'à ce que le pouce atteigne le plan mamellaire et que les autres doigts arrivent jusqu'à la limite inférieure du creux axillaire. La main gauche du médecin repose sur sa cuisse.

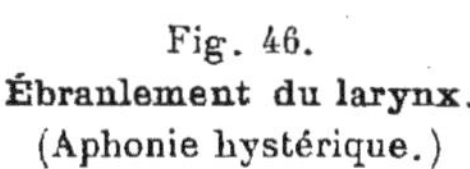

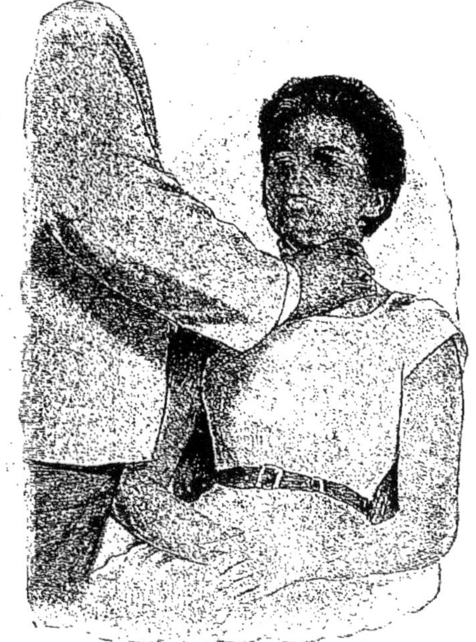

Fig. 46.

Ébranlement du larynx.

(Aphonie hystérique.)

Le médecin est debout à droite de la malade. Les quatre derniers doigts de la main droite sont appliqués sur le côté gauche du cou du malade et arrivent jusqu'à la limite antérieure du sterno-cléido-mastoïdien, le pouce atteint la limite antérieure du sterno-cléido-mastoïdien droit. Dès que les bouts des doigts ont saisi, des deux côtés, le larynx, on leur imprime des mouvements vibratoires, longitudinaux aussi bien que transversaux.

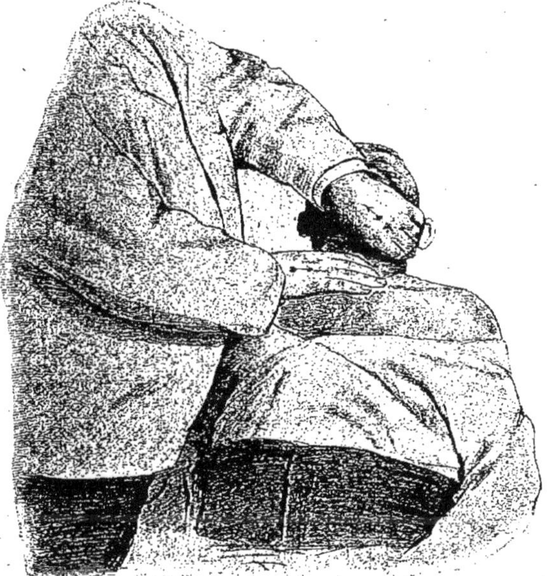

Fig. 47.

Pétrissage du cou.

(Maladie de Basedow.)

Le malade est assis le dos appuyé contre la chaise. Les deux mains du médecin debout à droite du malade, exécutent, en sens opposés, des mouvements de pétrissage sur la région antérieure du cou. Ces mouvements ont pour point de départ le bord inférieur du maxillaire inférieur et pour terminaison la partie supérieure de la paroi antérieure de la cage thoracique.

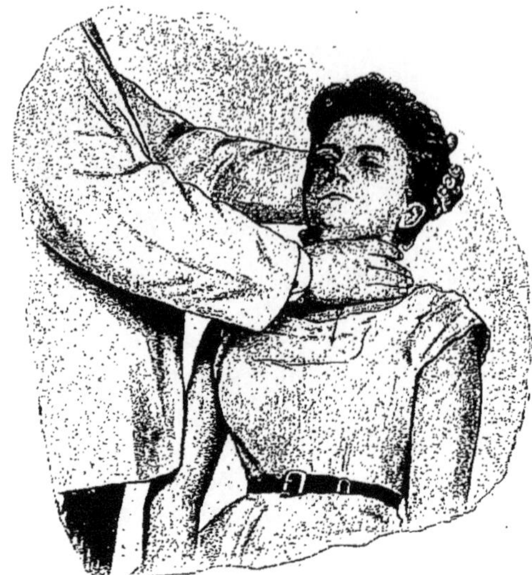

Fig. 48.

Effleurage du cou.

(Atrophie de la peau.)

Le médecin debout à droite de la malade applique la main droite sur le cou de la malade, les quatre derniers doigts sur le côté gauche, le pouce sur le côté droit. Le trait, sous forme d'une ligne légèrement onduleuse, descend du bord inférieur du maxillaire inférieur jusqu'au-dessous des clavicules. La tête s'appuie sur la main gauche pour prévenir la contraction des muscles cervicaux.

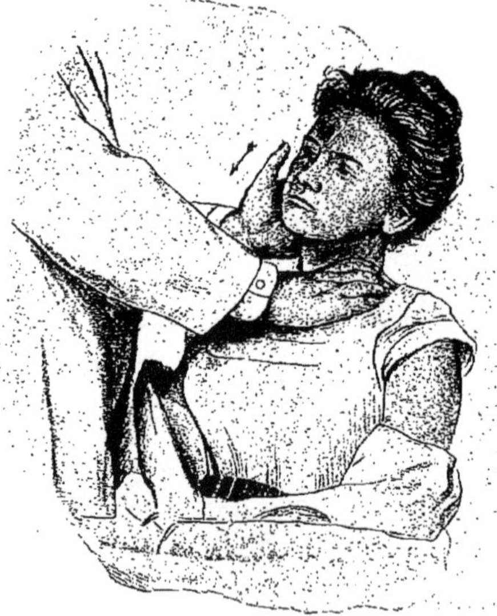

Fig. 49.

Effleurage des parties latérales du cou.

(Congestions de la tête.)

La malade est assise, le médecin est debout vis-à-vis d'elle, un pied devant l'autre. Les deux mains dont les faces palmaires sont appliquées sur les parties latérales du cou au-dessous des pavillons des oreilles et des apophyses mastoïdes, se meuvent simultanément et dans le même sens. Les mouvements latéraux sont dirigés vers les deux sterno-cléido-mastoïdiens jusqu'au-dessous des clavicules : la veine jugulaire est de la sorte vidée. Pour plus de clarté, la figure représente la main gauche au début du mouvement et la main droite vers sa fin.

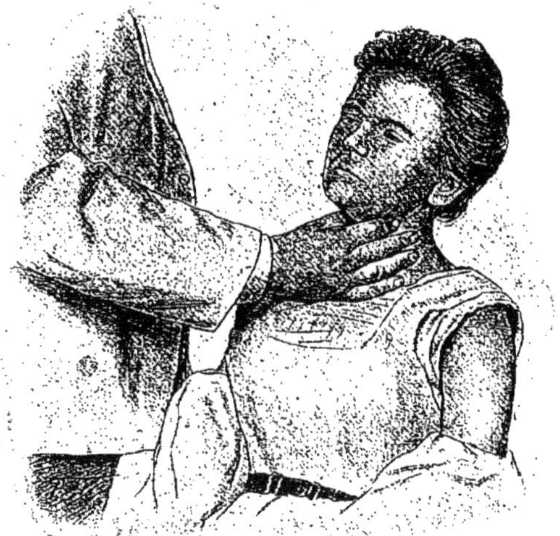

Fig. 50.

Ébranlement du nerf laryngé supérieur.

(Boule hystérique.)

La malade est assise. Le médecin debout à sa droite, saisit entre le pouce et l'index droits les parties molles situées au bord supérieur de la moitié postérieure (dorsale) du cartilage thyroïde (dans le sillon hyo-thyroïdien). Il exécute avec les bouts de ces doigts des mouvements rapides se succédant d'une manière rythmée et dirigés en avant. La main s'appuie sur la clavicule.

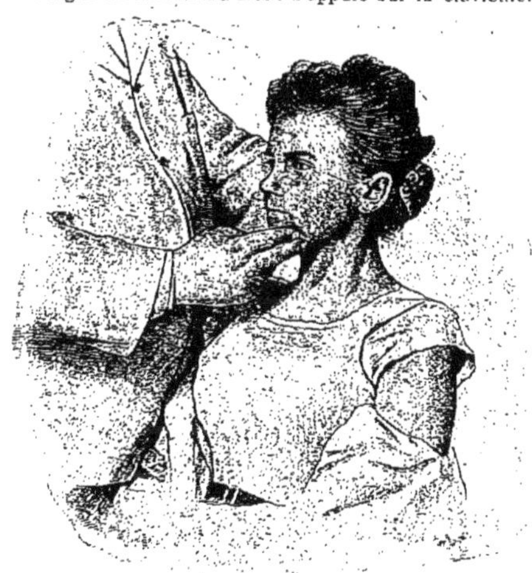

Fig. 51.

Vibration des nerfs sous-orbitaire et mentonnier gauches.

(Névralgie du trijumeau.)

La malade est assise. le médecin se tient debout à sa droite. La main gauche soutient la tête de la malade. L'index et le médius droits légèrement fléchis reposent sur les points d'émergence des nerfs sous-orbitaire et mentonnier. Les autres doigts fléchis regardent la paume de la main. Le médecin imprime à l'index et au médius des mouvements vibratoires qui se transmettent aux nerfs. Les points d'application des doigts sont : *a*) pour le nerf sous-orbitaire : 5-6 millimètres environ au-dessous du bord inférieur de l'orbite qu'il est facile de trouver par la palpation ; et *b*) pour le nerf mentonnier : au milieu de la hauteur du maxillaire inférieur, à un travers de doigt au-dessous de l'angle buccal. Chacun de ces deux nerfs est situé sur le trajet d'une ligne verticale correspondant à la direction longitudinale de la deuxième petite molaire. Le point où doit être appliqué le doigt pour le massage du nerf sous-orbitaire est marqué sur la figure par*.

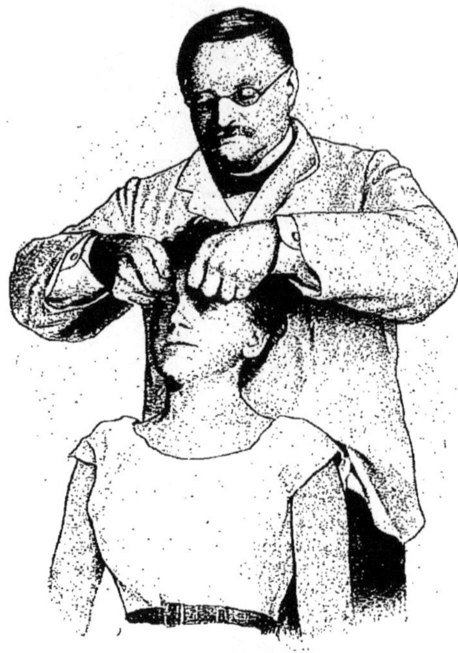

Fig. 52.

Vibration du nerf sus-orbitaire.

(Troubles asthénopiques.)

La malade est assise la tête appuyée contre la paroi thoracique antérieure du médecin qui se tient debout derrière elle. Avec les faces dorsales des phalangettes des deux index le médecin exerce des pressions aux points d'émergence des nerfs, à la partie moyenne des bords supérieurs des orbites. La main est fermée, les bouts du pouce et de l'index se touchent, ce qui rend la pression uniforme.

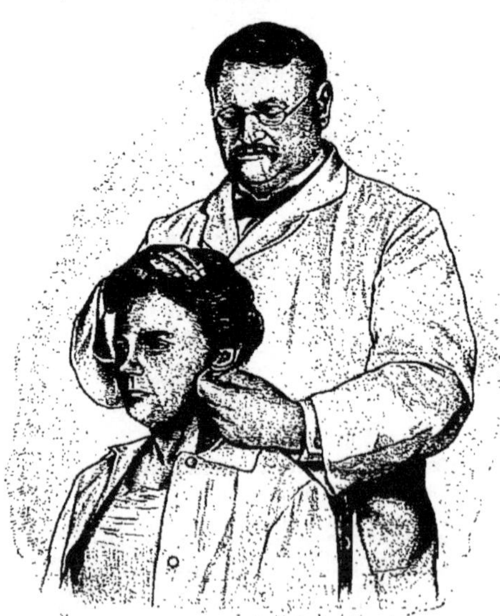

Fig. 53.

Vibration du nerf facial gauche.

(Paralysie faciale rhumatismale.)

La malade et le médecin occupent les mêmes positions. La main droite du médecin repose sur le pariétal droit de la malade. L'ongle de l'index gauche est appliqué au point d'émergence du nerf du trou stylo-mastoïdien, à l'insertion du lobule de l'oreille. La face palmaire de la phalangette de l'index vient en contact avec le bout du pouce. La main est serrée de manière que les trois derniers doigts touchent la paume de la main. Le médecin imprime à la main des mouvements vibratoires qui se transmettent au nerf facial.

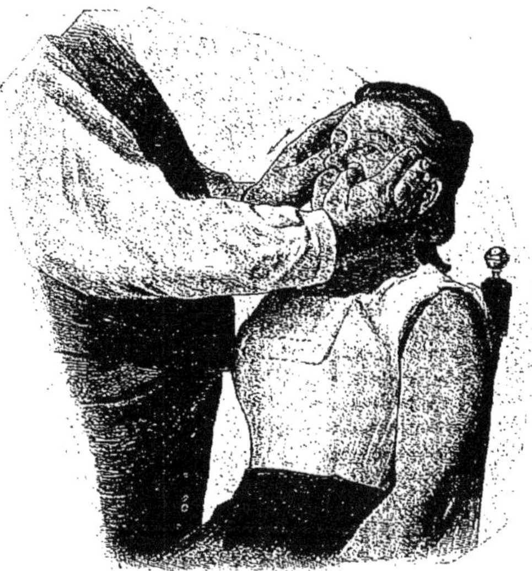

Fig. 54.
Effleurage dans la direction des sillons de la face.
(Erysipèle guéri.)

La malade est assise, le médecin se tient debout à son côté. Les quatre derniers doigts des deux mains sont dans la région temporale (à la face) et servent de points d'appui pour les pouces qui exécutent de haut en bas des mouvements d'effleurage dans la direction des sillons de la face, des deux côtés des ailes du nez.

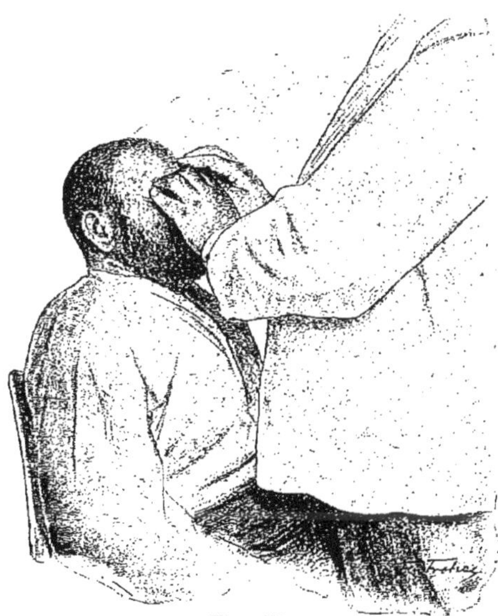

Fig. 55.
Friction du crâne à travers la peau.
(Céphalée.)

Le médecin se tient debout en face du malade assis le dos appuyé contre le dos de la chaise (celui-ci ne sera pas trop haut). Le médecin déplace les quatre derniers doigts des deux mains en passant alternativement de la demi-flexion à la demi-extension ; le déplacement des bouts de ces doigts a lieu de la région sourcilière en passant par le front et le sommet de la tête vers la région de la nuque. Le premier trait est pratiqué des deux côtés de la ligne médiane, les traits suivant à quelques millimètres en se rapprochant de plus en plus de la région temporale.

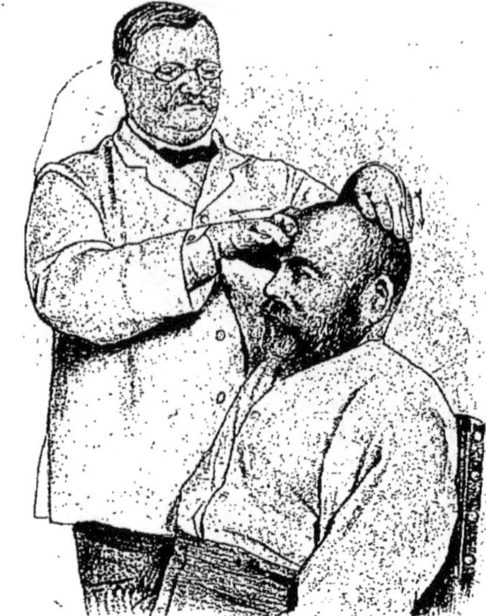

Fig. 56.
Massage à friction de la tête.
(Migraine.)

Le malade est assis le dos appuyé contre la chaise. Le médecin est debout à sa droite ; avec la face palmaire de la main droite, principalement avec les premiers doigts, il exécute des mouvements de pétrissage dans le sens transversal (frontal) allant du front jusqu'à la nuque : le pouce glisse sur la région temporale gauche, tandis que les autres doigts glissent sur la région temporale gauche. La main gauche effleure dans le sens sagittal.

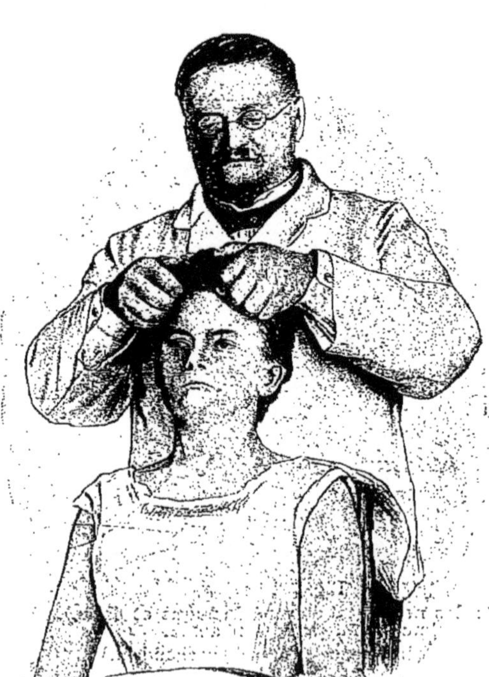

Fig. 57.
Vibration du cuir chevelu.
(Neurasthénie cérébrale.)

La malade est assise, le médecin se tient debout derrière elle. Les faces dorsales des quatre derniers doigts des deux mains du médecin sont appliquées sur la région frontale de la malade au-dessus des sourcils ; des mouvements vibratoires, sagittaux aussi bien que frontaux, sont alors imprimés aux mains. Le premier mouvement a lieu juste des deux côtés de la ligne médiane, les mouvements suivants se déplacent de plus en plus latéralement jusqu'à atteindre les régions temporales.

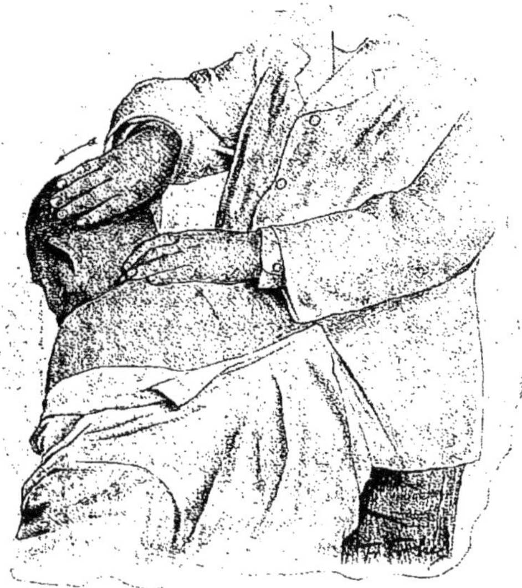

Fig. 58.

Massage à friction de la nuque et de la partie supérieure du dos.

(Raideur de la nuque.)

Le malade est assis sur une chaise à vis, le médecin est debout à sa droite. La main droite exécute des mouvements transversaux de pétrissage en descendant du vertex jusqu'à la région cervicale inférieure. La main gauche pratique des mouvements longitudinaux d'effleurage, à partir de la nuque jusqu'à la partie supérieure du dos, dans l'espace interscapulaire.

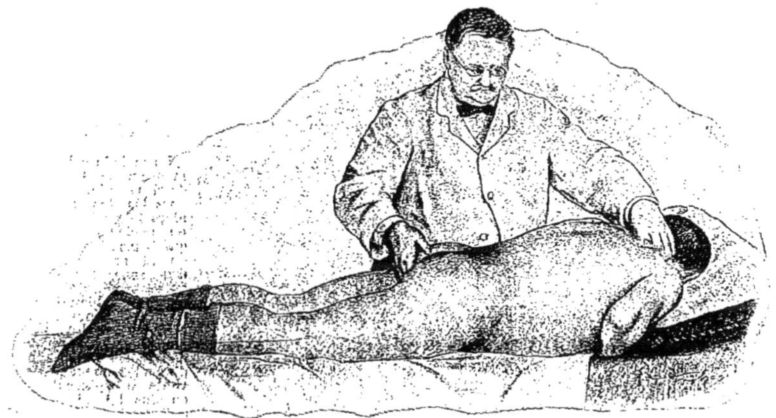

Fig. 59.

Tiraillements des nerfs occipitaux à la nuque et ébranlement simultané de la région anale.

(Neurasthénie sexuelle avec hypochondrie.)

Le malade est en décubitus abdominal, les membres inférieurs un peu écartés, les gros orteils dirigés l'un vers l'autre. Le médecin debout à gauche du malade, saisit les muscles de la nuque entre le pouce et les autres doigts de la main gauche. Tout en rapprochant et en éloignant le pouce des autres doigts, il exécute sur les nerfs occipitaux des mouvements transversaux de va-et-vient. En même temps les bouts des 2e, 3e et 4e doigts de la main droite pressent énergiquement contre l'anus : le médecin imprime, à partir du coude, des mouvements vibratoires à tout l'avant-bras droit.

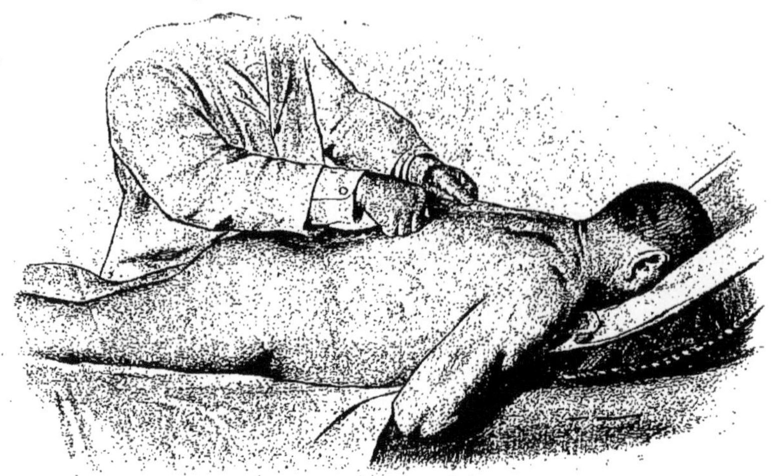

Fig. 60.

Compression des branches postérieures des nerfs spinaux.

(Tabes.)

Le malade est en position abdominale. Le médecin se tient debout à sa gauche. Les derniers quatre doigts des deux mains du médecin sont fléchis, les pouces sont en extension. Le dos du malade est en contact avec la face dorsale des phalangines ou des articulations phalangino-phalangettiques, tandis que les bouts des pouces exercent une pression des deux côtés des apophyses épineuses, en passant d'un seul trait du sacrum à la nuque.

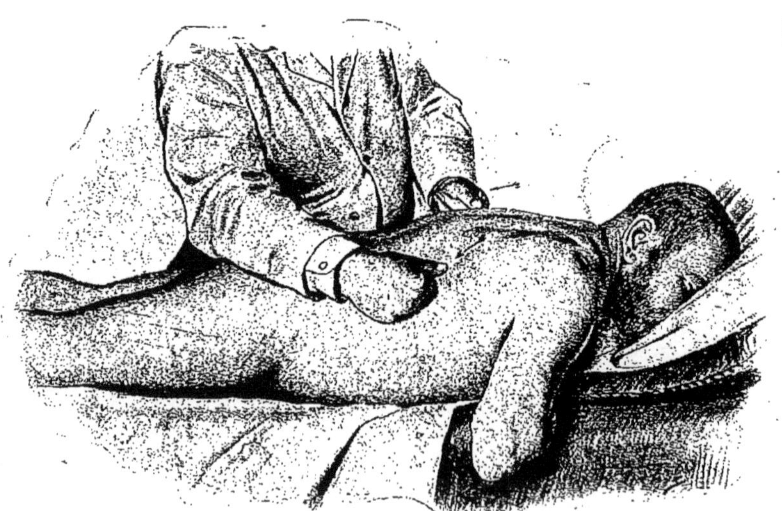

Fig. 61.

Compression des nerfs intercostaux.

(Névralgie intercostale, névrose du cœur.)

Le médecin tient les mains à peu près dans la même position. Tout en exerçant une pression énergique avec les pouces, le médecin glisse de la colonne vertébrale vers les espaces intercostaux, en cheminant chaque fois entre deux vertèbres et deux côtes, jusqu'à atteindre la ligne axillaire.

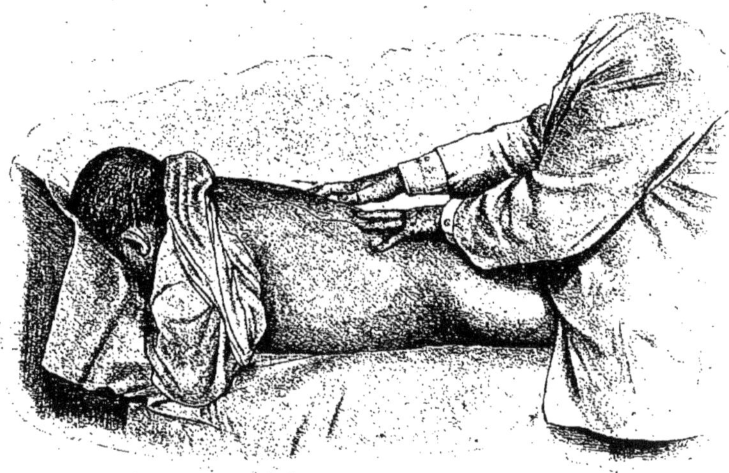

Fig. 62.

Friction du dos.

(Emphysème pulmonaire.)

Le malade est en position abdominale. Le médecin debout à sa gauche, exécute avec la face palmaire des phalangettes des deux mains des mouvements en zigzag des deux côtés de la ligne médiane du dos, du sacrum jusqu'à la nuque. Les premiers traits sont menés près de la ligne médiane, les traits ultérieurs dévient de plus en plus vers les côtés. Grâce à la pression énergique des doigts et à l'allure des mouvements, la peau de tout le dos finit par devenir rouge après quelques minutes.

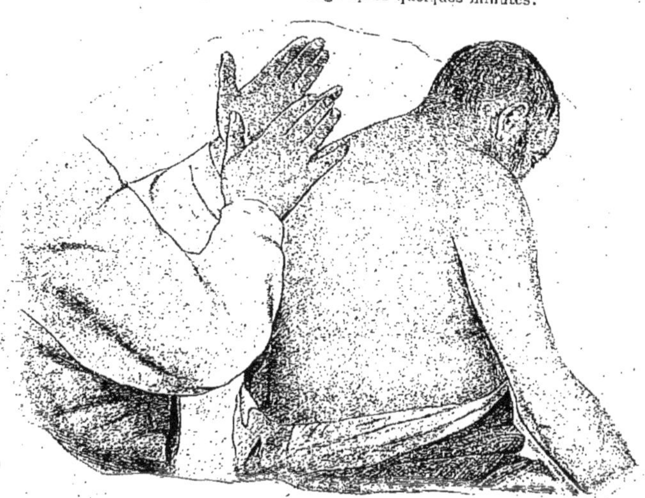

Fig. 63.

Hachures du dos.

(Faiblesse cardiaque.)

Le malade est assis sur une chaise dont le dos est tourné vers le côté. Le médecin se tient assis derrière le malade. Avec les bords cubitaux des deux mains tenues parallèles l'une à l'autre et perpendiculaires à la surface du dos, le médecin exécute des hachures rapides, alternatives, d'abord le long de la ligne médiane du dos et ensuite en s'éloignant de plus en plus vers les côtés ; les hachures sont aussi dirigées de la nuque vers le tiers inférieur du dos. Les auriculaires forment ressort.

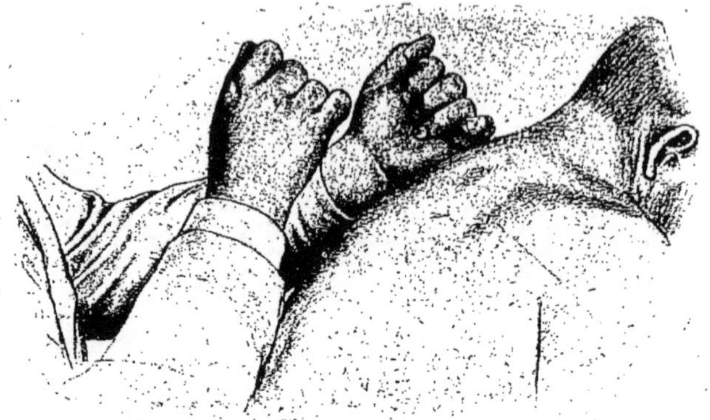

Fig. 64.

Tapotement du dos avec les poings.

(Palpitations cardiaques.)

Le médecin assis derrière le malade, tient les mains fermées, les bouts des petits doigts ne venant pas en contact avec les éminences hypothénar, mais atteignant seulement le milieu de la phalangine du quatrième doigt. Avec les deux poings à tour de rôle le médecin exécute sur le dos des mouvements rapides de tapotement aussi bien le long de la colonne vertébrale que le long des faces latérales du thorax.

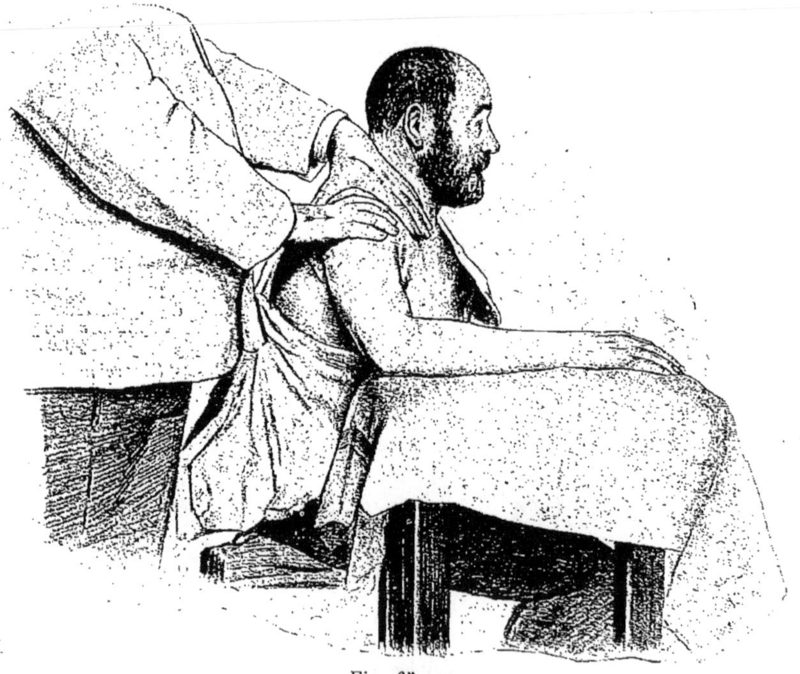

Fig. 65.

Pétrissage de l'épaule droite.

(Arthrite scapulaire.)

Le malade assis, a l'avant-bras et la main soutenus par un tréteau, juste sur la partie médiane de sa face longitudinale. Le médecin debout derrière le malade, exécute avec les deux mains des mouvements de pétrissage en sens opposés, la main droite pétrissant la région deltoïdienne, la main gauche, la région sus-claviculaire et celle du trapèze.

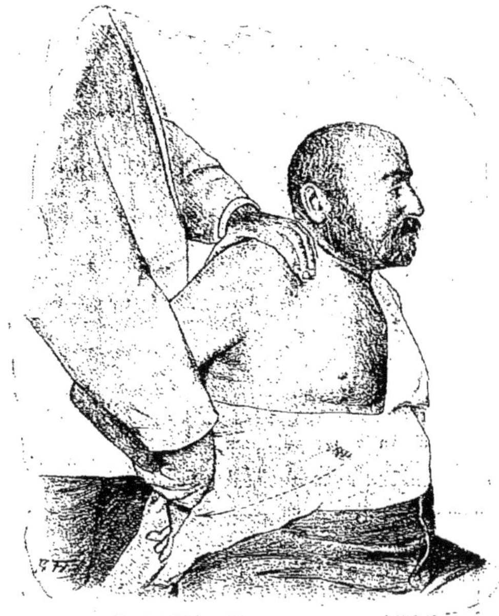

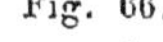

Fig. 66.

Mouvements passifs du bras droit en arrière, vers la région lombaire, intercalés au cours du pétrissage de l'articulation de l'épaule.

(Raideur de l'articulation de l'épaule.)

Le malade est assis le côté gauche sain tourné vers le dos de la chaise. Le médecin debout derrière le malade dont il tient de la main droite l'avant-bras légèrement en flexion et en pronation, fait brusquement décrire au bras un grand demi-cercle en arrière jusqu'à atteindre la région lombaire, ou le sacrum. Pendant qu'est produit ce mouvement forcé, la main gauche du médecin pétrit l'articulation de l'épaule.

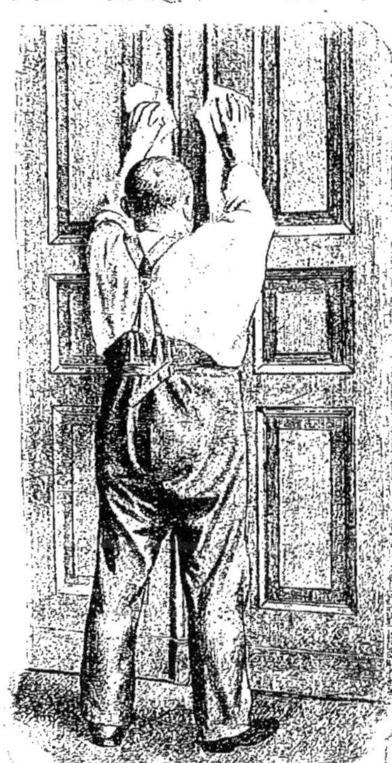

Fig. 67.

Mouvements actifs dans l'articulation de l'épaule avec point d'appui.

(Exercice fait par le malade lui-même après rupture des adhérences.)

Le malade se tient debout devant le liteau médian d'une porte à deux battants. Il place les deux paumes des deux côtés de celui-ci. De chaque main il presse une serviette contre la porte et la déplace de bas en haut, aussi haut que possible, comme s'il voulait épousseter. Pour prévenir une déviation unilatérale trop accusée, ce mouvement est accompli du côté sain aussi bien que du côté malade.

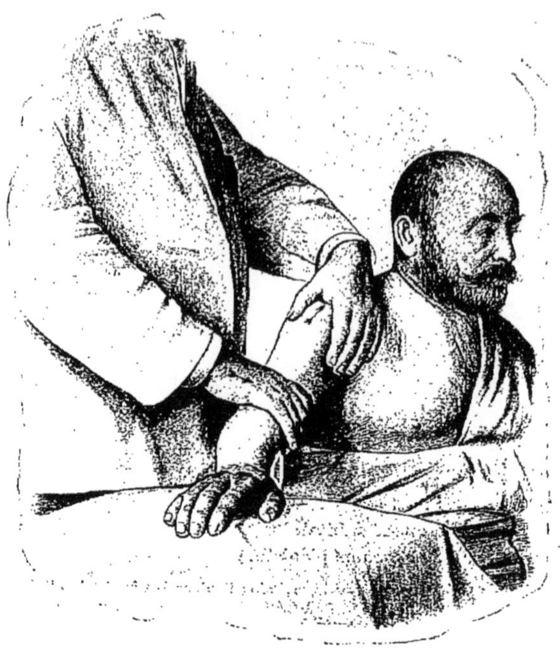

Fig. 68.

Massage friction du coude et du bras droits.

(Raideur du coude, atrophie musculaire.)

Le malade est assis le côté gauche sain tourné vers le dos sur une chaise. La main et le tiers inférieur de l'avant-bras droit reposent sur un tréteau. Le médecin se tient debout derrière le bras du malade. De la main droite il exécute sur l'articulation du coude des mouvements transversaux de pétrissage, tandis que de la main gauche il pratique des mouvements d'effleurage allant du coude jusqu'à l'articulation de l'épaule. Les mouvements de la main gauche sont ondulatoires.

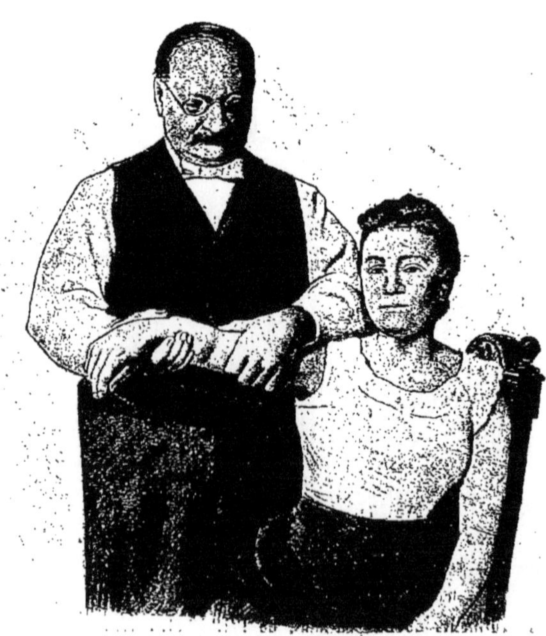

Fig. 69.

Mouvements passifs dans l'articulation du coude droit intercalés au cours du pétrissage de celle-ci.

(Raideur.)

La malade est assise le côté sain tourné vers le dos de la chaise. Le médecin debout derrière la malade, fixe de la main gauche, contre l'abdomen, le bras de la malade, près de l'articulation du coude. Ayant saisi de la main droite le tiers inférieur de l'avant-bras en pronation, il exécute d'abord un mouvement brusque de flexion de l'avant-bras vers le thorax de la malade, après quoi il l'étend.

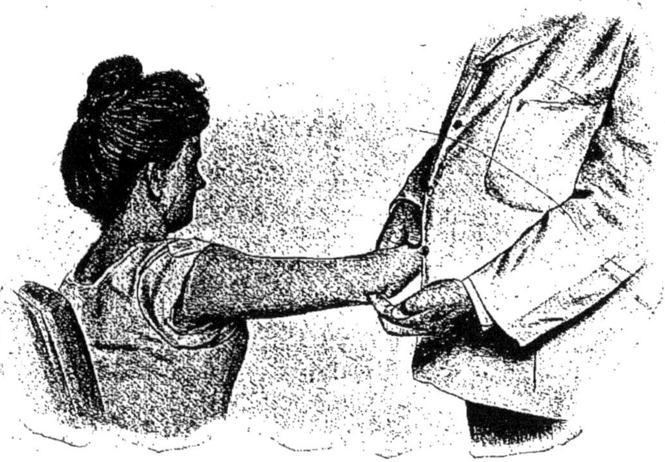

Fig. 70.

Ebranlement du nerf cubital droit.

(Névrite cubitale chez une pianiste.)

Le médecin tient de la main droite l'avant-bras droit de la malade ; il place les bouts de l'index et du médius de le main gauche dans le sillon entre le condyle interne de l'humérus et l'olécrâne (sillon cubital postéro-interne), et imprime à ces doigts des mouvements vibratoires.

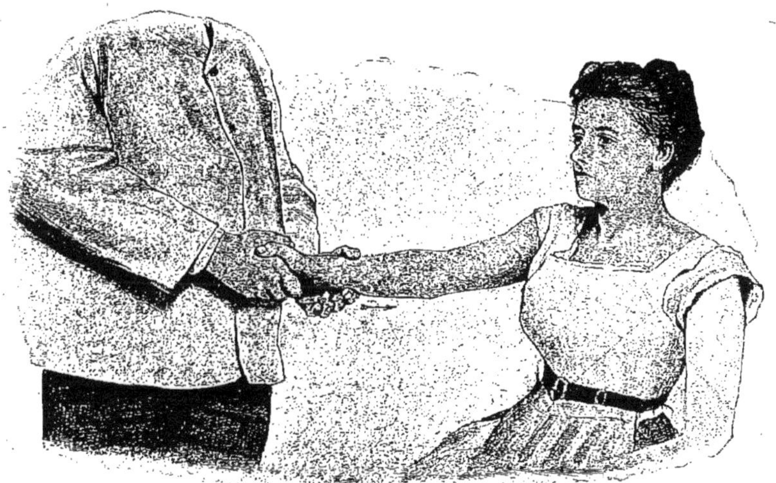

Fig. 71.

Pressions intermittentes sur le membre supérieur en sa totalité.

(Atrophie du bras droit par défaut d'activité.)

Le médecin debout en face de la malade assise (un peu de côté toutefois), embrasse de la main droitel a main droite de la malade, comme pour lui donner une poignée de main. La main gauche du médecin exécute des mouvements sautillants de bas en haut, de l'articulation carpo-métacarpienne jusqu'au creux de l'aisselle.

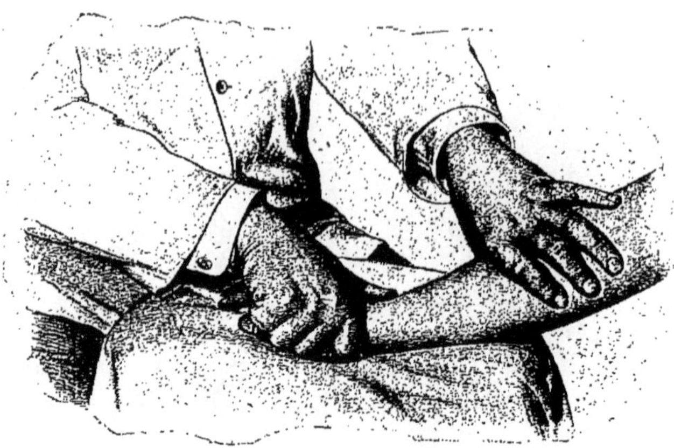

Fig. 72.

Pétrissage de la face dorsale de l'articulation carpo-métacarpienne droite.
(Entorse.)

Le médecin et la malade, assis tous les deux, se font face. L'articulation carpo-métacarpienne et la main de la malade reposent sur une chaise à vis, fixée à une hauteur telle que le médecin ne soit pas obligé de se courber. Les quatre derniers doigts de la main droite du médecin sont légèrement fléchis vers la paume, le pouce est en extension. Ayant saisi, dans l'espace entre le pouce et l'index, la face dorsale de l'articulation, le médecin exécute de bas en haut des mouvements ondulatoires de pétrissage sur la face dorsale de l'articulation carpo-métacarpienne. La main gauche du médecin placée sur le tiers supérieur de l'avant-bras de la malade, le maintient ferme.

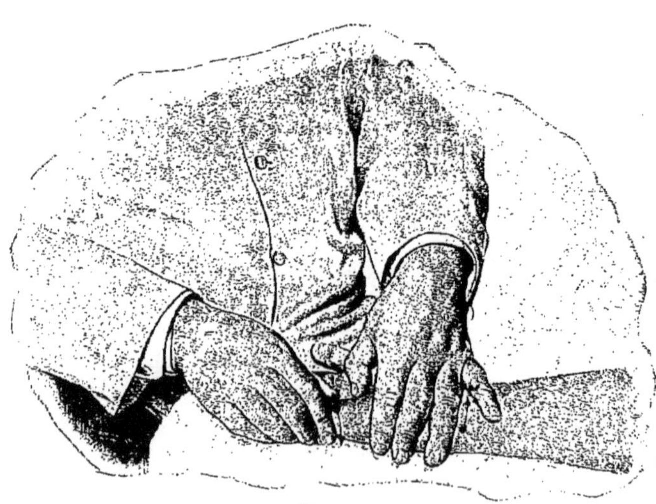

Fig. 73.

Pétrissage de l'éminence hypothénar droite.
(Crampe des écrivains.)

Le médecin et le malade assis se font face. La moitié inférieure de l'avant-bras et la main du malade reposent sur une chaise à vis. Les mouvements transversaux de pétrissage sont pratiqués avec les parties inférieures des pouces et des index. Les deux mains se déplacent en sens opposés.

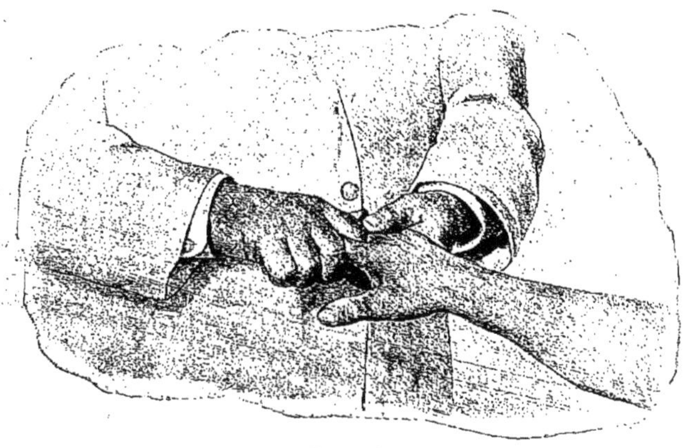

Fig. 74.

Friction de l'index droit.

(Tuméfaction.)

Le malade est assis sur une chaise. De la main gauche le médecin debout en face de lui, tient les trois derniers doigts de la main droite du malade dont il embrasse l'index, avec les faces latérales de l'index et du médius tournées l'une vers l'autre. (Ces deux doigts, comme du reste les autres, sont en flexion.) Les mouvements ont lieu de bas en haut : toutefois la main du médecin exécutant de légers mouvements à droite et à gauche, le doigt malade est frictionné de tous les côtés.

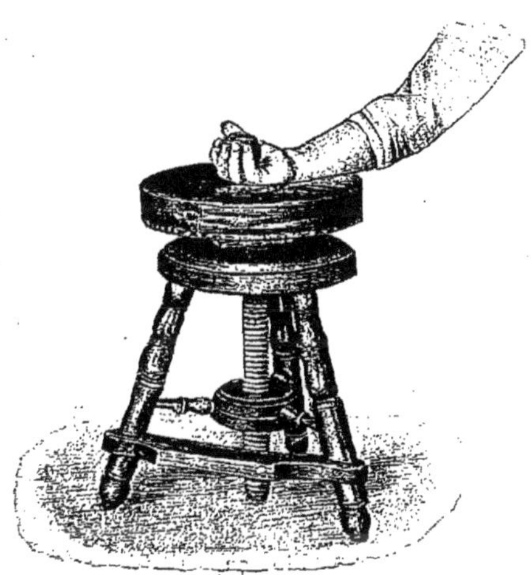

Fig. 75.

Mouvements actifs des doigts de la main appuyée sur une chaise à vis.

(Raideur des doigts.)

La main droite appuyée avec la face dorsale sur une chaise à vis, comprime à plusieurs reprises un ballon creux en caoutchouc muni d'un trou.

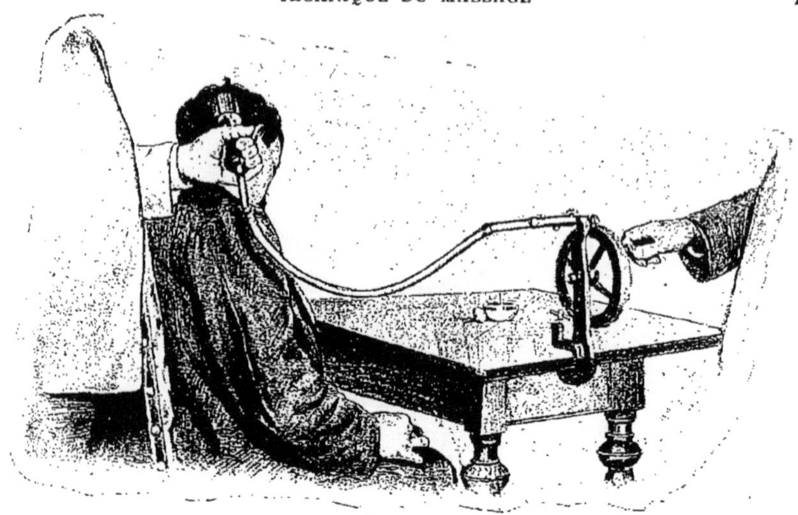

Fig. 76.

Vibration du nerf occipital droit à l'aide d'un appareil à moteur manuel.

(Névralgie occipitale.)

Le moteur à main est vissé à la table. La partie agissante appliquée à l'occiput du malade, est constituée par un disque plat en caoutchouc durci de 7 centimètres de diamètre.

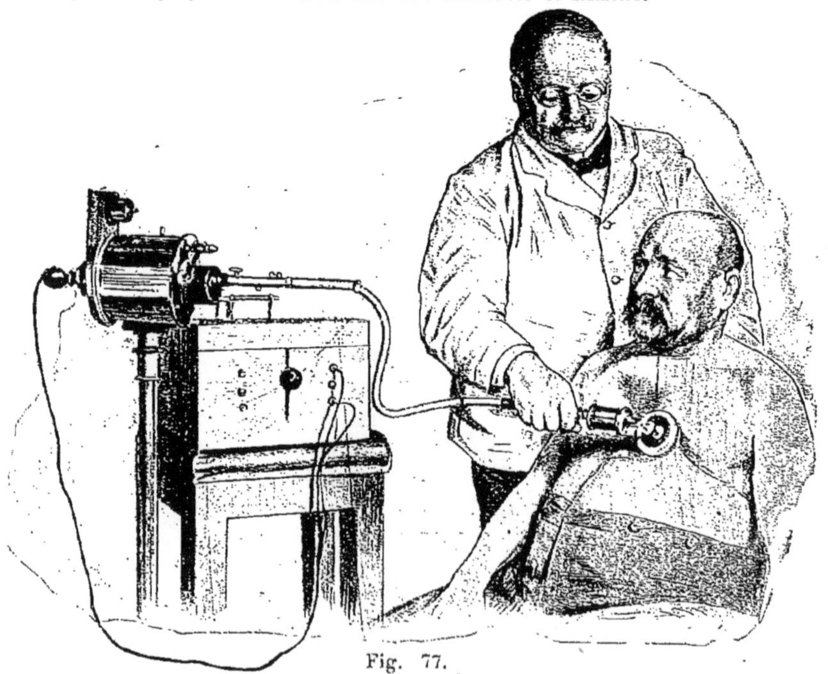

Fig. 77.

Vibration de la région cardiaque à l'aide d'un vibrateur.

(Angine de poitrine.)

La partie agissante est constituée par un hémisphère en caoutchouc mou de 7,5 centimètres de diamètre. L'hémisphère est mis en vibration à l'aide d'un moteur électrique transportable (à accumulateur). L'hémisphère est appliqué sur la région cardiaque en dedans un peu au-dessous.

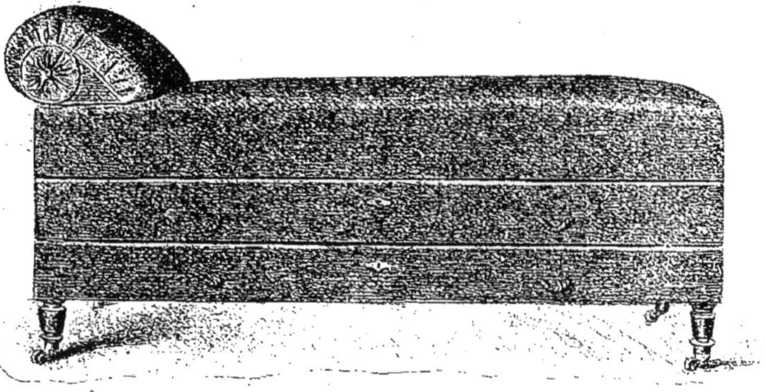

Fig. 78.
Lit à massage avec deux tiroirs à clef pour le linge.

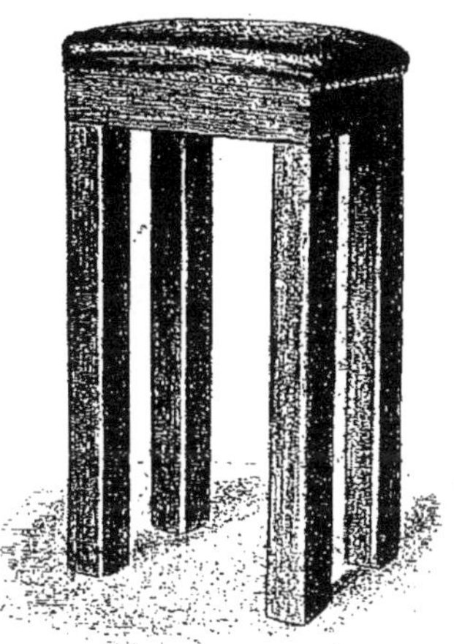

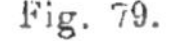

Fig. 79.
Tréteau à massage.

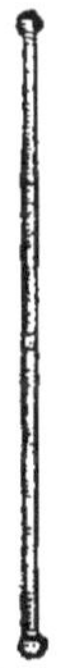

Fig. 80.
Canne métallique à ressort.

Imp. J. Thevenot, Saint-Dizier (Haute-Marne).

www.ingramcontent.com/pod-product-compliance
Ingram Content Group UK Ltd.
Pitfield, Milton Keynes, MK11 3LW, UK
UKHW021055200726
13857UKWH00003B/926

9 782012 944190